Watch Your Weight Diätplan & Kochbuch

365+ Tage lang Rezepte, die schmackhaft, gesund und auf eine ausgewogene Ernährung.

Werden Sie ein WW-Profi und beherrschen Sie die Kunst des Gewichtsmanagements. Inklusive 30-Tage-Diätplan.

ANGELA SENDERS

Copyright © 2024. Alle Rechte vorbehalten.

Der Inhalt dieses Buches darf ohne schriftliche Genehmigung des Autors oder des Herausgebers nicht reproduziert, vervielfältigt oder übertragen werden. Unter keinen Umständen können der Herausgeber oder der Autor für Schäden, Entschädigungen oder finanzielle Verluste aufgrund der in diesem Buch enthaltenen Informationen haftbar gemacht werden oder rechtlich verantwortlich gemacht werden. Weder direkt noch indirekt.

Rechtlicher Hinweis: Dieses Buch ist urheberrechtlich geschützt. Dieses Buch ist nur für den persönlichen Gebrauch bestimmt. Es ist nicht gestattet, Teile oder Inhalte dieses Buches ohne die Zustimmung des Autors oder Herausgebers zu verändern, zu vertreiben, zu verkaufen, zu verwenden, zu zitieren oder zu paraphrasieren.

INHALTSVERZEICHNIS

Einführung in die Welt von Weight Watchers	8
KAPITEL 1: Meine Reise und meine Herangehensweise an Rezepte	9
KAPITEL 2: Die Entschlüsselung der Punkte	11
KAPITEL 3: Ausgewogene Ernährung: Die Rolle der Makro- und Mikronährstoffe	13
KAPITEL 4: Lebensmitteleinkauf und Essensplanung meistern	15
FRÜHSTÜCK - Haferflockenbrei mit Apfel und Zimt	17
Grüner Smoothie mit Spinat, Kiwi und Ingwer	18
Rührei mit Kirschtomaten und Basilikum (Weight Watchers Friendly)	19
Bananen-Walnuss-Muffins	20
Griechischer Joghurt mit hausgemachtem Müsli und Beeren	21
Haferflockenpfannkuchen mit Beeren (für Weight Watchers geeignet)	22
Vollkorntoast mit Avocado und pochiertem Ei (für Weight Watchers geeignet)	23
Energieriegel mit Datteln und Mandeln (für Weight Watchers geeignet)	24
Chia-Pudding mit Mango und Kokosnuss	25
Vollkornwaffeln mit Joghurt und Erdbeeren	26
Protein-Smoothie mit Banane und Erdnussbutter	27
Omelett mit Spinat, Paprika und Feta	28
Quinoa-Bowl mit Joghurt und Birnen (Weight Watchers freundlich)	29
Gebackene Mini-Frittatas mit Zucchini und getrockneten Tomaten	30
Toast mit Ricotta und leichter Marmelade	31
Vollkorn-Crepes mit Ricotta und Honig	32
Obstsalat mit Joghurt und Walnüssen	33
Brauner Reispudding mit Zimt (Weight Watchers Friendly)	34
Frühstücksburrito mit Ei und schwarzen Bohnen	35
Acai Bowl mit Müsli und frischem Obst	36
MITTAGESSEN	37
Kichererbsensalat mit Tomaten, Gurken und Oliven	37
Gemüse-Graupensuppe	38
Vollkornsandwich mit Hähnchenbrust und Avocado	39
Caprese-Salat mit leichtem Mozzarella	40
Salatwrap mit Hähnchen und Tzatziki-Sauce	41
Couscous mit gegrilltem Gemüse und Zitrone	42
Minestrone aus Gemüse und Hülsenfrüchten	43
Leichte Quiche mit Brokkoli und hellem Käse	44
Thunfischsalat mit Bohnen und roten Zwiebeln	45
Toskanische Panzanella mit Vollkornbrot	46

Rote Linsensuppe mit Kurkuma	47
Griechischer Salat mit gegrilltem Hähnchen	48
Sushi-Schale mit Vollkornreis und Lachs	49
Andalusische Gazpacho mit Vollkorncroutons	50
Gemüsecurry mit leichter Kokosnussmilch	51
Hausgemachte Falafel mit Krautsalat	52
Kalte Vollkornnudeln mit leichtem Pesto	53
Röllchen mit Auberginen, Zucchini und Tomaten	54
Hähnchen-Tacos mit Guacamole-Soße	55
Dinkelsalat mit getrockneten Tomaten und Rucola	56
DINNER	57
Gedämpfter Lachs mit Ingwer und Zitrone	57
Putenfleischbällchen mit leichter Tomatensoße	58
Vollkorn-Risotto mit Steinpilzen	60
Gegrilltes Schweinesteak mit Fenchelsalat	61
Spaghetti Zucchini mit Shrimps und Knoblauch	62
Mageres Rindfleisch-Chili mit Bohnen	63
Gebackene Hähnchenschnitzel mit Haferflockenbröseln	64
Rindergulasch mit Gemüse und Süßkartoffeln	65
Vegetarische Lasagne mit Zucchini und Ricotta-Käse	66
Kabeljaufilet mit Kirschtomaten und Oliven	67
Gebratenes Hähnchen mit aromatischen Kräutern und Zitrone	68
Rindergeschnetzeltes mit Rucola und Parmesankäse	69
Auberginenrouladen mit Ricotta und Spinat	70
Pad Thai mit Tofu und Gemüse	71
Polenta mit Champignons und Gorgonzola Light	72
Vollkornpizza mit gegrilltem Gemüse	73
Linsenauflauf mit vegetarischer Wurst	74
Kürbis-Risotto mit Salbei und Walnüssen	75
Gebackenes Forellenfilet mit Mandeln	76
Grünes Thai-Curry mit Huhn und Gemüse	77
Snack & Vorspeise	78
Gemüsesticks mit Hummus	78
Gebackenes Rosmarin-Popcorn	79
Hausgemachte Müsliriegel	80
Gebackene Grünkohlchips	81
Vollkorncracker mit leichtem Streichkäse	82
Dinkelkekse mit Zartbitterschokoladentropfen	83

Avocado- und Kakao-Mousse	84
Gebackene Birne mit Zimt und Joghurt	85
Geröstete Walnüsse mit Gewürzen	86
Gedämpfte Edamame mit Meersalz	87
Mini-Vollkornbrot-Sandwich mit Pute und Käse	88
Schüssel Overnight Oats mit Beeren	89
Gewürzte gekochte Eier	90
DESSERT	91
Apfelkuchen aus Vollkornmehl	91
Smoothie Bowl mit Früchten und Saaten	92
Tropische Fruchtschale mit Limette und Minze	93
Panna Cotta mit Himbeercoulis	94
Obsttorte mit hellem Vanillepudding	95
Karotten-Walnuss-Muffins	96
Bananeneis mit Schokoladenchips	97
Leichtes Tiramisu mit Mascarpone und Kaffee	98
Leichter Käsekuchen mit Beeren	99
Ricotta-Zitronenkuchen	100
Dinkel-Mandel-Kekse	101
Streusel aus Birnen und Blaubeeren	102
Haferflocken-Honig-Kekse	103
Mousse au Chocolat und Avocado	103
Aprikosen-Mandel-Softcake	104
Brauner Reispudding mit Vanille und Zimt	105
Fruchtgummi mit natürlichem Saft	106
Mandel-Orangen-Kuchen	107
SCANNEN SIE DEN QR-CODE FÜR DIE ESSENSPLANUNG	109

Alphabetischer Index

Acai Bowl mit Müsli und frischem Obst - 34

Mandel-Orangen-Kuchen - 107

Andalusische Gazpacho mit Vollkorncroutons - 48

Aprikosen-Mandel-Softcake - 104

Avocado- und Kakao-Mousse - 82

Gebackene Hähnchenschnitzel mit Haferflockenbröseln - 62

Gebackene Grünkohlchips - 79

Gebackene Mini-Frittatas mit Zucchini und getrockneten Tomaten - 28

Gebackene Birne mit Zimt und Joghurt - 84

Gebackenes Rosmarin-Popcorn - 77

Gebackenes Forellenfilet mit Mandeln - 74

Bananen-Walnuss-Muffins - 18

Bananeneis mit Schokoladenchips - 96

Rindergulasch mit Gemüse und Süßkartoffeln - 63

Burrito mit Ei und schwarzen Bohnen - 33

Brauner Reispudding mit Zimt (Weight Watchers freundlich) - 32

Brauner Reispudding mit Vanille und Zimt - 105

Caprese-Salat mit leichtem Mozzarella - 38

Karotten-Walnuss-Muffins - 95

Kichererbsensalat mit Tomaten, Gurken und Oliven - 35

Chia-Pudding mit Mango und Kokosnuss - 23

Mousse au Chocolat und Avocado - 103

Kalte Vollkornnudeln mit leichtem Pesto - 51

Couscous mit gegrilltem Gemüse und Zitrone - 40

Auberginenrouladen mit Ricotta und Spinat - 68

Energieriegel mit Datteln und Mandeln (Weight Watchers-freundlich) - 22

Fruchtgummi mit natürlichem Saft - 106

Obstsalat mit Joghurt und Walnüssen - 31

Griechischer Salat mit gegrilltem Hähnchen - 46

Griechischer Joghurt mit hausgemachtem Müsli und Beeren - 19

Grüner Smoothie mit Spinat, Kiwi und Ingwer - 16

Gegrilltes Schweinesteak mit Fenchelsalat - 59

Hausgemachte Müsliriegel - 78

Hausgemachte Falafel mit Krautsalat - 50

Einführung in die Welt von Weight Watchers - 7

Chili aus magerem Rindfleisch mit Bohnen - 61

Linsenauflauf mit vegetarischer Wurst - 72

Salatwrap mit Hähnchen und Tzatziki-Sauce - 39

Leichter Käsekuchen mit Beeren - 98

Leichte Quiche mit Brokkoli und hellem Käse - 42

Leichtes Tiramisu mit Mascarpone und Kaffee - 97

Mini-Vollkornbrot-Sandwich mit Pute und Käse - 87

Haferflocken-Honig-Kekse - 102

Haferflockenpfannkuchen mit Beeren (Weight Watchers-freundlich) - 20

Haferflockenbrei mit Apfel und Zimt - 15

Omelett mit Spinat, Paprika und Feta - 26

Pad Thai mit Tofu und Gemüse - 69

Panna Cotta mit Himbeercoulis - 93

Streusel aus Birnen und Blaubeeren - 101

Polenta mit Champignons und Gorgonzola Light - 70

Protein-Smoothie mit Banane und Erdnussbutter - 25

Kürbis-Risotto mit Salbei und Walnüssen - 73

Quinoa-Bowl mit Joghurt und Birnen (Weight Watchers-freundlich) - 27

Rote Linsensuppe mit Kurkuma - 45

Ricotta-Zitronenkuchen - 99

Gebratenes Hähnchen mit aromatischen Kräutern und Zitrone - 66

Geröstete Walnüsse mit Gewürzen - 85

Röllchen mit Auberginen, Zucchini und Tomaten - 52

Rindergeschnetzeltes mit Rucola und Parmesankäse - 67

Smoothie Bowl mit Obst und Samen - 91

Imbiss & Vorspeise - 76

Spaghetti Zucchini mit Shrimps und Knoblauch - 60

Dinkel-Mandel-Kekse - 100

Dinkelkekse mit Zartbitterschokoladentropfen - 81

Dinkelsalat mit getrockneten Tomaten und Rucola - 54

Gekochte Gewürz-Eier - 89

Gedämpfte Edamame mit Meersalz - 86

Gedämpfter Lachs mit Ingwer und Zitrone - 55

Grünes Thai-Curry mit Hühnerfleisch und Gemüse - 75

Toast mit Ricotta und leichter Marmelade - 29

Tropische Fruchtschale mit Limette und Minze - 92

Thunfischsalat mit Bohnen und roten Zwiebeln - 43

Putenfleischbällchen mit leichter Tomatensoße - 56

Toskanische Panzanella mit Weizenvollkornbrot - 44

Gemüsesuppe mit Gerste - 36

Minestrone aus Gemüse und Hülsenfrüchten - 41

Gemüsecurry mit leichter Kokosnussmilch - 49

Gemüsesticks mit Hummus - 76

Vegetarische Lasagne mit Zucchini und Ricotta-Käse - 64

Vollkorncracker mit leichtem Streichkäse - 80

Vollkornpizza mit gegrilltem Gemüse - 71

Vollkorn-Risotto mit Steinpilzen - 58

Vollkornwaffeln mit Joghurt und Erdbeeren - 24

Vollkorn-Crepes mit Ricotta und Honig - 30

Vollkornsandwich mit Hähnchenbrust und Avocado - 37

Vollkorntoast mit Avocado und pochiertem Ei (Weight Watchers-freundlich) - 21

Vollkorn-Apfelkuchen - 90

Einführung in die Welt von Weight Watchers

Um den Weg zu mehr Gesundheit und Wohlbefinden einzuschlagen, braucht es Disziplin, Information und ein wenig Inspiration. Weight Watchers hat sich zu einem Leuchtturm der Hoffnung und Transformation für Millionen von Menschen entwickelt, die abnehmen und ihren Lebensstil verbessern wollen. Dieses Programm ist mehr als nur eine Gewichtsreduzierung; es ist eine Reise, um Ihren Körper zu verstehen, ihn mit den richtigen Lebensmitteln zu ernähren und Ihre Beziehung zum Essen neu zu gestalten. Das Herzstück von Weight Watchers ist die Philosophie, dass Gewichtsabnahme nicht nur eine körperliche, sondern auch eine mentale und emotionale Reise ist. Sie lehrt uns, über die einfache Betrachtung von Kalorien hinauszuschauen und sich mit der ganzheitlichen Natur von Lebensmitteln zu befassen - ihrem Nährwert, ihren Auswirkungen auf unsere Gesundheit und wie sie in unser tägliches Leben passen. Weight Watchers ist keine Diät im herkömmlichen Sinne, sondern eine Lebensstilentscheidung, eine Art Umerziehung in Bezug auf die Wahrnehmung von und den Umgang mit Lebensmitteln.

Die Genialität von Weight Watchers liegt in seiner Einfachheit und Anpassungsfähigkeit. Im Gegensatz zu starren Diätplänen, die eine Einheitsgröße vorschreiben, bietet Weight Watchers einen flexibleren Weg, der auf die individuellen Bedürfnisse und Vorlieben zugeschnitten ist. Diese Flexibilität ist von entscheidender Bedeutung, weil sie eine grundlegende Wahrheit anerkennt: Wir sind alle einzigartig, mit unterschiedlichen Körpern, Geschmäckern und Lebensstilen. Ein Plan, der bei einem Menschen Wunder wirkt, ist für einen anderen vielleicht nicht so effektiv. Weight Watchers ist sich dessen bewusst und bietet einen Rahmen, der an die individuellen Bedürfnisse angepasst werden kann.

Das Herzstück des Weight Watchers Programms ist das Punktesystem - ein geniales Instrument, das die komplexe Welt der Ernährung in ein leicht verständliches und überschaubares Format bringt. Jedem Lebensmittel wird eine bestimmte Anzahl von Punkten zugewiesen, basierend auf seinem Nährstoffgehalt. Dieses System ermutigt Sie zu einer gesünderen Lebensmittelauswahl, nicht indem es Ihre Ernährung einschränkt, sondern indem es Sie zu Lebensmitteln hinführt, die nahrhafter und sättigender sind, aber weniger Punkte haben. Es geht um Ausgewogenheit und bewusste Entscheidungen, nicht darum, sich selbst zu entziehen.

Aber WW ist mehr als nur ein Punktesystem; es ist auch ein Unterstützungssystem. Der Gemeinschaftsaspekt von Weight Watchers ist ein wichtiger Bestandteil, der ein Netzwerk von Ermutigung, Ratschlägen und gemeinsamen Erfahrungen bietet. Es ist ein Raum, in dem Erfolge gefeiert werden, Herausforderungen mit Empathie begegnet wird und Rückschläge als Chance zum Lernen und Wachsen gesehen werden. Dieses Gemeinschaftsgefühl motiviert nicht nur, sondern erinnert uns auch daran, dass wir auf unserem Weg nicht allein sind.

Weight Watchers betont auch die Bedeutung einer schrittweisen, nachhaltigen Veränderung. Schnelle Lösungen und Modediäten versprechen zwar schnelle Ergebnisse, sind aber oft nicht nachhaltig und auf lange Sicht potenziell schädlich. Weight Watchers hingegen plädiert für einen langsameren, stetigeren Ansatz. Es geht darum, schrittweise Veränderungen vorzunehmen, die im Laufe der Zeit beibehalten werden können und zu dauerhaften Ergebnissen und einem insgesamt gesünderen Lebensstil führen.

Das Schöne daran ist der ganzheitliche Ansatz zur Gewichtsabnahme und zum Wohlbefinden. Es geht nicht nur darum, was Sie essen, sondern auch darum, wie Sie essen und warum. Es fördert die Achtsamkeit und Selbstwahrnehmung, indem es Sie dazu anhält, auf Ihren Körper zu hören, Ihre Hungergefühle zu verstehen und emotionale Essgewohnheiten zu erkennen. Dieser achtsame Ansatz hilft dabei, ein gesünderes Verhältnis zum Essen zu entwickeln, bei dem das Essen zu einem Akt der Ernährung und nicht zu einer Reaktion auf Stress oder Emotionen wird.

Außerdem beschränkt sich Weight Watchers nicht nur auf das Essen. Die Philosophie des Programms umfasst alle Aspekte eines gesunden Lebensstils, einschließlich körperlicher Aktivität, geistigem Wohlbefinden und emotionaler Gesundheit. Das Programm ermutigt zu regelmäßiger Bewegung, nicht als Bestrafung oder bloßes Mittel zur Gewichtsabnahme, sondern als integraler Bestandteil eines gesunden, ausgewogenen Lebensstils. Es erkennt an, dass geistige und emotionale Gesundheit ebenso wichtig sind wie körperliche Gesundheit und dass alle diese Elemente miteinander verknüpft sind.

Zusammenfassend lässt sich sagen, dass dieses Kochbuch mehr als ein Diätplan ist; es ist ein umfassendes Programm, das sich auf eine langfristige Änderung des Lebensstils konzentriert. Es bietet die Werkzeuge, das Wissen und die Unterstützung, die notwendig sind, um sich auf eine Reise zu mehr Gesundheit und Wohlbefinden zu begeben. Mit seinem flexiblen, ganzheitlichen Ansatz unterstützt Weight Watchers Menschen dabei, ihre Essgewohnheiten in den Griff zu bekommen, gesündere Entscheidungen zu treffen und ihr Leben zum Besseren zu verändern. Es ist eine Reise der Selbstentdeckung, des Lernens und des Wachstums, die zu einem glücklicheren und gesünderen Menschen führt.

KAPITEL 1: Meine Reise und meine Herangehensweise an Rezepte

Der Weg der Transformation wird oft durch persönliche Geschichten beleuchtet, die von Kämpfen, Triumphen und Offenbarungen erzählen. Meine Reise mit Weight Watchers ist eine solche Geschichte, voll von Erfahrungen, Anpassungen und einer Leidenschaft für kulinarische Kreativität, die meine Herangehensweise an Rezeptkreationen untermauert.

Diese Geschichte handelt nicht nur vom Abnehmen, sondern auch von persönlichem Wachstum, Selbstentdeckung und einer neuen Beziehung zum Essen und Kochen. Sie begann an einem scheinbar gewöhnlichen Tag mit einem Schritt auf die Waage, die eine Zahl anzeigte, die weit von Gesundheit und Glück entfernt war. Dieser Moment war ein Katalysator, der mich in die Arme von Weight Watchers trieb - eine Entscheidung, die mein Leben für immer veränderte.

Als ich mich für das Weight Watchers Programm entschied, wurde ich in das Punktesystem eingeführt, ein Konzept, das mir zunächst abschreckend erschien. Als ich mich jedoch näher damit beschäftigte, entdeckte ich die zugrunde liegende Einfachheit und Genialität. Bei dem System ging es nicht um das Zählen von Kalorien oder strenge Diäten, sondern darum, den Wert von Lebensmitteln zu verstehen, nicht nur im Hinblick auf die Gewichtsabnahme, sondern als Quelle von Nahrung und Genuss. Als ich das Programm durchlief, veränderte sich meine Wahrnehmung von Lebensmitteln. Ich begann, Zutaten nicht nur als Bestandteile einer Mahlzeit zu sehen, sondern als Schlüssel zu Gesundheit und Wohlbefinden. Diese neue Sichtweise förderte meinen Wunsch, Rezepte zu kreieren, die nicht nur gesund und im Einklang mit der Weight Watchers Philosophie sind, sondern auch köstlich und zufriedenstellend.

Mein Ansatz bei der Entwicklung von Rezepten beruht auf der Überzeugung, dass gesunde Ernährung Freude machen und leicht zugänglich sein sollte. Ich konzentriere mich auf die Verwendung ganzer, unverarbeiteter Zutaten, die ihren natürlichen Geschmack und ihre Beschaffenheit zur Geltung bringen. Ich bemühe mich, Gerichte zu kreieren, die einfach zuzubereiten sind, damit gesunde Ernährung kein Privileg, sondern ein Vergnügen für alle ist.

Einer der wichtigsten Grundsätze bei der Entwicklung meiner Rezepte ist die Ausgewogenheit. Ich bin der Meinung, dass eine Mahlzeit nicht nur in Bezug auf die Ernährung ausgewogen sein sollte, sondern auch eine Harmonie der Aromen und Texturen bieten sollte. Ich experimentiere mit Kräutern und Gewürzen und verwende sie nicht nur wegen ihres Geschmacks, sondern auch wegen ihres gesundheitlichen Nutzens. Meine Rezepte enthalten oft eine bunte Mischung aus Gemüse, magerem Eiweiß und Vollkornprodukten, die alle eine Rolle bei der Zubereitung einer gesunden, sättigenden Mahlzeit spielen.

Ein weiterer wichtiger Aspekt meines kulinarischen Ansatzes ist die Anpassungsfähigkeit. Ich weiß, dass jeder Mensch auf seinem Weg mit Weight Watchers einzigartig ist, und das gilt auch für seine Vorlieben und

Geschmäcker. Meine Rezepte sind so konzipiert, dass sie flexibel sind und durch andere ersetzt und variiert werden können. Diese Anpassungsfähigkeit macht eine gesunde Ernährung inklusiver und geht auf unterschiedliche Ernährungsbedürfnisse und Vorlieben ein.

Als ich mit Weight Watchers Fortschritte machte, begann ich auch die psychologischen Aspekte des Essens zu erforschen. Ich lernte, dass Essen nicht nur als Brennstoff dient, sondern eng mit unseren Gefühlen und unserem sozialen Leben verwoben ist. Diese Erkenntnis brachte mich dazu, Rezepte zu kreieren, die nicht nur gesund sind, sondern auch Trost spenden und zum Feiern einladen. Mein Ziel ist es, das Konzept des Comfort Food neu zu definieren und zu beweisen, dass es sowohl nahrhaft als auch genussvoll sein kann.

Das Kochen wurde für mich zu einer therapeutischen Tätigkeit, zu einer Zeit des Experimentierens und der Kreativität. Ich begann, meine Rezepte mit der Weight Watchers-Community zu teilen und fand Freude an dem Wissen, dass meine Kreationen anderen auf ihrem Weg helfen. Das positive Feedback und die Geschichten über die Verwandlung haben meine Leidenschaft weiter befeuert und mich dazu motiviert, in der Küche weiter zu experimentieren und zu innovieren. Bei der Entwicklung von Rezepten achte ich auch auf Nachhaltigkeit. Ich bin der Meinung, dass eine gesunde Ernährung Hand in Hand mit dem Respekt für unseren Planeten gehen sollte. Diese Überzeugung beeinflusst die Wahl meiner Zutaten, wobei ich lokalen, saisonalen Produkten und nachhaltigen Proteinen den Vorzug gebe. Auf diese Weise versuche ich, die Umweltauswirkungen unserer Lebensmittelauswahl zu minimieren und gleichzeitig die lokalen Gemeinschaften zu unterstützen.

Auf meiner Reise mit Weight Watchers hat sich das Kochen zu einem Ausdruck meiner Philosophie für Gesundheit und Wohlbefinden entwickelt. Es ist eine Manifestation meines Engagements für einen Lebensstil, bei dem Ernährung, Genuss und Achtsamkeit im Vordergrund stehen. Meine Rezepte sind mehr als nur Anleitungen für die Zubereitung von Speisen; sie sind eine Einladung zu einem gesünderen, glücklicheren Leben.

KAPITEL 2: Die Entschlüsselung der Punkte

Das Verständnis des Punktesystems von Weight Watchers ist wie das Erlernen einer neuen Sprache, die die komplexe Welt der Ernährung in ein einfaches, benutzerfreundliches Format übersetzt. Das Punktesystem, ein Eckpfeiler des Weight Watchers Programms, ist nicht nur eine Methode zur Erfassung der Nahrungsaufnahme, sondern auch ein Instrument zur Aufklärung und Stärkung, das die Teilnehmer zu gesünderen und bewussteren Ernährungsgewohnheiten anleitet. Im Grunde genommen weist das Punktesystem Lebensmitteln und Getränken einen numerischen Wert zu, der auf ihrem Nährstoffgehalt basiert. Dieser Wert wird nicht willkürlich zugewiesen, sondern unter Berücksichtigung verschiedener Nährwertfaktoren wie Kalorien, gesättigte Fettsäuren, Zucker und Eiweiß sorgfältig berechnet. Das Geniale an diesem System ist seine Einfachheit - es macht aus der oft überwältigenden Aufgabe, die Ernährung zu verfolgen, einen überschaubaren und sogar angenehmen Prozess.

Das Punktesystem soll die Teilnehmer dazu anregen, gesündere Lebensmittel zu wählen. Lebensmittel mit einem höheren Nährstoffgehalt und einem geringeren Anteil an ungesunden Fetten und Zucker werden mit niedrigeren Punktwerten bewertet, was sie im Rahmen des Systems zu einer attraktiveren Wahl macht. Umgekehrt werden kalorienreiche und nährstoffarme Lebensmittel mit höheren Punktwerten bewertet, was die Teilnehmer dazu veranlasst, sie zu meiden oder zumindest in Maßen zu konsumieren. Einer der wichtigsten Aspekte des Punktesystems ist die ihm innewohnende Flexibilität. Im Gegensatz zu starren Diätplänen, die strenge Regeln und Einschränkungen vorschreiben, bietet das Points-System Freiheit und Anpassungsfähigkeit. Jedem Teilnehmer wird ein tägliches und wöchentliches Punktebudget zugeteilt, das auf seinen individuellen Zielen und Bedürfnissen basiert. Dieses Budget kann nach Belieben ausgegeben werden, so dass persönliche Vorlieben und Lebensstilbedürfnisse berücksichtigt werden können. Es ist ein System, das die Individualität anerkennt und respektiert und eine Vielzahl von Ernährungsgewohnheiten und Geschmäckern berücksichtigt.

Das Punktesystem fördert auch ein tieferes Verständnis für Lebensmittel und ihre Auswirkungen auf unseren Körper. Wenn die Teilnehmer das System anwenden, lernen sie, welche Lebensmittel nahrhaft und sättigend sind und welche weniger. Dieses Lernen ist nicht nur theoretisch, sondern beruht auf Erfahrungen, die in der täglichen Praxis der Lebensmittelauswahl gemacht werden. Im Laufe der Zeit entwickeln die Teilnehmer ein intuitives Verständnis für eine gesunde Ernährung, eine Fähigkeit, die ihnen noch lange nach dem Erreichen ihrer Abnehmziele erhalten bleibt.

Außerdem geht es beim Punktesystem nicht nur darum, die richtigen Lebensmittel zu essen, sondern auch um das Verständnis für Portionsgrößen und die Bedeutung von Maßhalten. In einer Welt, in der übergroße Portionen zur Norm geworden sind, hilft das Punktesystem, unser Verständnis dafür, wie viel Nahrung wir tatsächlich brauchen, neu zu kalibrieren. Dieser Aspekt des Systems ist von entscheidender Bedeutung, da die Kontrolle der Portionen oft eine der größten Herausforderungen bei der Gewichtskontrolle darstellt.

Die Flexibilität des Punktesystems erstreckt sich auch auf seine Anpassungsfähigkeit an verschiedene Ernährungsvorlieben und -anforderungen. Egal, ob jemand Vegetarier, Veganer, glutenfrei ist oder andere Ernährungseinschränkungen hat, das System kann auf ihn zugeschnitten werden. Diese Inklusivität ist ein Beweis für das Design des Systems, das auf einer Grundlage universeller Ernährungsprinzipien beruht, die auf unterschiedliche Essgewohnheiten anwendbar sind.

Ein weiterer wichtiger Bestandteil des Punktesystems ist die Betonung regelmäßiger körperlicher Aktivität. Für körperliche Aktivität erhalten die Teilnehmer zusätzliche Punkte, die zu ihrem Wochenbudget hinzugezählt werden können. Diese Funktion ermutigt nicht nur zu einem aktiveren Lebensstil, sondern integriert auch körperliche Aktivität in die gesamte Wellness-Reise. Es ist ein ganzheitlicher Ansatz, der die Bedeutung von Ernährung und Bewegung für das Erreichen und Halten eines gesunden Gewichts anerkennt. Das Punktesystem geht auch auf die psychologischen Aspekte des Essens ein. Es ermutigt zu achtsamem Essen - sich bewusst zu machen, was, wann und warum wir essen. Diese Achtsamkeit hilft, den Kreislauf des emotionalen Essens und des gedankenlosen Naschens zu durchbrechen, die häufig ein Hindernis bei der Gewichtskontrolle darstellen. Indem sie auf ihre Lebensmittelauswahl und ihr Punktebudget achten, werden die Teilnehmer auf ihre Essgewohnheiten aufmerksam, was zu gesünderen und bewussteren Essgewohnheiten führt.

Zusammenfassend lässt sich sagen, dass das Weight Watchers Punktesystem mehr ist als nur eine Methode zum Zählen und Verfolgen. Es ist ein pädagogisches Werkzeug, ein Leitfaden für eine gesündere Ernährung und ein Weg zu einem tieferen Verständnis der Ernährung und ihrer Rolle in unserem Leben. Indem es die komplexe Sprache der Ernährung in ein einfaches, benutzerfreundliches Format übersetzt, befähigt das Punktesystem die Teilnehmer, sachkundige und gesunde Lebensmittelentscheidungen zu treffen. Es ist ein System, das auf Flexibilität, Personalisierung und Nachhaltigkeit setzt und damit ein praktisches und effektives Konzept für Gewichtsmanagement und allgemeines Wohlbefinden darstellt. Mit dem Punktesystem hilft Weight Watchers nicht nur beim Abnehmen, sondern vermittelt auch das Wissen und die Fähigkeiten, um langfristig einen gesunden Lebensstil zu führen.

Hier finden Sie einige Beispiele für die Verwendung von ZeroPoints-Lebensmitteln in Ihren Rezepten und Mahlzeiten:

Frühstück

Gemüse-Omelett: Verwenden Sie Eier (ZeroPoints) und eine Vielzahl von Gemüse wie Spinat, Tomaten und Paprika.

Eiweiß-Smoothie: Mischen Sie frisches Obst (ZeroPoints) wie Bananen und Erdbeeren mit fettarmem griechischem Joghurt (ZeroPoints) und Eis.

Mittagessen

Nahrhafter Salat: Mischen Sie grünen Salat, Tomaten, Gurken und Karotten (alle 0 Punkte) mit gegrillter Hähnchenbrust (0 Punkte). Mit Zitrone oder Essig abschmecken.

Linsen- und Gemüsesuppe: Kochen Sie eine Suppe mit Linsen (0 Punkte), Karotten, Sellerie und Tomaten (0 Punkte).

Abendessen

Pfannengerührtes Hähnchen und Gemüse: Braten Sie Hühnerbrust (0 Punkte) mit verschiedenen Gemüsesorten (0 Punkte) wie Brokkoli und Paprika. Mit Kräutern und Gewürzen abschmecken.

Gebackener Lachs mit Spargel: Backen Sie ein Lachsfilet (ZeroPoints) mit Spargel (ZeroPoints) und würzen Sie es mit Kräutern und einem Spritzer Olivenöl.

Imbiss

Frisches Obst: Genießen Sie Melonen-, Apfel- oder Birnenstücke (ZeroPoints) als schnellen und gesunden Snack.

Kichererbsen-Hummus mit Gemüse: Kichererbsen (ZeroPoints) mit Knoblauch, Zitrone und Gewürzen zu Hummus verrühren und mit Karottenstiften (ZeroPoints) servieren.

Desserts und Nachspeisen

Mousse aus Bananen und Kakao: Mischen Sie Bananen (ZeroPoints) mit Kakaopulver und ein wenig griechischem Joghurt (ZeroPoints) für ein leichtes Dessert.

Selbstgemachtes Fruchteis: Frisches Obst wie Erdbeeren oder Mango (ZeroPoints) einfrieren und dann mixen, um ein natürliches Eis herzustellen.

Faktor	Geschätzte Tagespunkte (ungefähr)
Frau, sesshaft	16-22 Punkte
Frau, mäßig aktiv	22-26 Punkte
Frau, sehr aktiv	26-30 Punkte
Mann, sesshaft	20-26 Punkte
Mann, mäßig aktiv	26-30 Punkte
Mann, sehr aktiv	30-36 Punkte
Über 50 Jahre alt (Männer und Frauen)	-2 Punkte von den oben genannten Werten

In dieser Tabelle wird davon ausgegangen, dass sich die Person in einem normalen Gewichtsbereich befindet. Die Anzahl der Punkte kann sich bei Personen mit höherem Gewicht erhöhen, da sie über den Tag verteilt mehr Energie benötigen. Außerdem ist es wichtig zu beachten, dass Weight Watchers nährstoffreiche Lebensmittel fördert, indem Vollwertkost und eiweißreiche Lebensmittel weniger Punkte erhalten, während Lebensmittel mit hohem Zucker- und Fettgehalt mehr Punkte erhalten.

KAPITEL 3: Ausgewogene Ernährung: Die Rolle der Makro- und Mikronährstoffe

Auf dem Weg zu Gesundheit und Wohlbefinden ist das Verständnis der Rolle von Makro- und Mikronährstoffen vergleichbar mit der Beherrschung der Kunst einer gut orchestrierten Sinfonie. Jeder Nährstoff spielt eine eigene, aber dennoch zusammenhängende Rolle und trägt zum harmonischen Funktionieren unseres Körpers bei. Dieses Verständnis ist entscheidend für die Zusammenstellung einer Ernährung, die nicht nur die Gewichtsabnahme unterstützt, sondern auch die allgemeine Gesundheit und das Wohlbefinden fördert.

Makronährstoffe - Kohlenhydrate, Proteine und Fette - sind die Eckpfeiler unserer Ernährung und liefern die für unsere täglichen Aktivitäten benötigte Energie. Dies sind die Nährstoffe, die wir in größeren Mengen zu uns nehmen, und sie stehen bei vielen Diätplänen im Vordergrund, so auch bei Weight Watchers. Es geht jedoch nicht nur darum, wie viel von diesen Makros wir zu uns nehmen, sondern auch darum, die richtigen Arten von ihnen zu wählen, um eine ausgewogene und nahrhafte Ernährung zu gewährleisten.

Kohlenhydrate, die in der Welt des Abnehmens oft zu Unrecht verteufelt werden, sind die Hauptenergiequelle unseres Körpers. Sie versorgen unser Gehirn, unsere Muskeln und jede Zelle in unserem Körper mit Energie. Aber nicht alle Kohlenhydrate sind gleich. Komplexe Kohlenhydrate, wie sie in Vollkornprodukten, Hülsenfrüchten und Gemüse vorkommen, sind reich an Ballaststoffen, Vitaminen und Mineralien. Sie werden langsam resorbiert, liefern eine gleichmäßige Energiefreisetzung, halten uns länger satt und helfen, den Blutzuckerspiegel zu regulieren. Im Gegensatz dazu liefern einfache Kohlenhydrate, die in zuckerhaltigen Snacks und verarbeiteten Lebensmitteln enthalten sind, einen schnellen Energieschub, gefolgt von einem Absturz, was zu Gewichtszunahme und gesundheitlichen Problemen führt.

Proteine sind die Bausteine des Lebens, die für das Wachstum, die Reparatur und die Erhaltung unserer Körperzellen unerlässlich sind. Eine Ernährung, die reich an hochwertigem Eiweiß ist - aus Quellen wie magerem Fleisch, Fisch, Milchprodukten, Hülsenfrüchten und Nüssen - ist entscheidend für die Gesundheit der Muskeln, vor allem, wenn Sie Bewegung in Ihre Weight Watchers-Reise einbauen. Proteine spielen auch eine wichtige Rolle bei der Gewichtskontrolle, da sie zum Aufbau von Muskelmasse beitragen, was wiederum den Stoffwechsel ankurbelt und eine effizientere Kalorienverbrennung ermöglicht.

Fette, die oft missverstanden werden, sind für die Gesundheit unseres Körpers unerlässlich. Sie liefern Energie, unterstützen das Zellwachstum und schützen unsere Organe. Noch wichtiger ist, dass sie unserem Körper helfen, bestimmte Nährstoffe aufzunehmen und lebenswichtige Hormone zu produzieren. Der Schlüssel liegt jedoch in der Auswahl gesunder Fette. Ungesättigte Fette, wie sie in Olivenöl, Avocados, Nüssen und Fisch vorkommen, sind gut für die Herzgesundheit, während gesättigte und Transfette, die in frittierten und verarbeiteten Lebensmitteln enthalten sind, eingeschränkt werden sollten.

Während Makronährstoffe den größten Teil unseres Nahrungsbedarfs decken, spielen Mikronährstoffe - Vitamine und Mineralstoffe - eine ebenso wichtige Rolle. Diese werden in geringeren Mengen benötigt, sind aber für eine Reihe von Körperfunktionen, von der Knochengesundheit bis zur Immunfunktion, von entscheidender Bedeutung. Vitamine wie A, C, D, E und K sowie Mineralstoffe wie Kalzium, Kalium und Eisen sind für die Erhaltung einer optimalen Gesundheit unerlässlich. Eine abwechslungsreiche Ernährung, die reich an Obst, Gemüse, Vollkornprodukten, magerem Eiweiß und gesunden Fetten ist, gewährleistet eine ausreichende Zufuhr dieser lebenswichtigen Nährstoffe.

Das Wissen um die Rolle von Ballaststoffen, einem unverdaulichen Kohlenhydrat, ist auch für das Gewichtsmanagement und die allgemeine Gesundheit von entscheidender Bedeutung. Ballaststoffe helfen bei der Verdauung, tragen zu einem gesunden Darm bei, verhindern Verstopfung und können den Cholesterinspiegel senken. Ballaststoffreiche Lebensmittel sind sättigender und helfen, den Appetit zu zügeln und die Gesamtkalorienzufuhr zu reduzieren, was sich positiv auf die Gewichtsabnahme auswirkt. Lebensmittel wie Obst, Gemüse, Vollkornprodukte, Hülsenfrüchte, Nüsse und Samen sind ausgezeichnete Ballaststoffquellen.

Die Flüssigkeitszufuhr spielt eine entscheidende Rolle für unsere Gesundheit. Wasser ist für jede Körperfunktion, von der Verdauung bis zur Temperaturregulierung, unerlässlich. Oft verwechseln wir Durst mit Hunger, was zu übermäßigem Essen führt. Ausreichend Wasser zu trinken kann helfen, den Appetit zu zügeln und Gewicht zu verlieren. Außerdem verbessert eine ausreichende Flüssigkeitszufuhr das Energieniveau, die Gehirnfunktion und die Gesundheit der Haut.

Das Weight Watchers Programm integriert dieses umfassende Verständnis von Makro- und Mikronährstoffen in sein Punktesystem. Für Lebensmittel, die reich an wertvollen Nährstoffen sind, gibt es in der Regel weniger Punkte, was die Teilnehmer zu einer gesünderen Lebensmittelauswahl anregt. Das Programm schult auch die Portionskontrolle und die Bedeutung der Ausgewogenheit - es wird sichergestellt, dass alle Lebensmittelgruppen im richtigen Verhältnis zueinander stehen.

Zusammenfassend lässt sich sagen, dass das Verständnis der Rolle von Makro- und Mikronährstoffen für eine ausgewogene Ernährung von grundlegender Bedeutung ist. Es geht nicht nur darum, Gewicht zu verlieren, sondern auch darum, den Körper mit den richtigen Nährstoffen zu versorgen, um die allgemeine Gesundheit und Vitalität zu fördern. Das Weight Watchers Programm mit seinem Schwerpunkt auf ganzheitlicher Ernährung bietet einen nachhaltigen Ansatz zur Gewichtsabnahme und Gesundheit und fördert eine Lebensstiländerung, die über die Waage hinausgeht. Dieser Ansatz stellt sicher, dass Sie auf Ihrer Reise zur Gewichtsabnahme auch Ihren Körper pflegen und ihm die Nährstoffe geben, die er zum Gedeihen braucht.

KAPITEL 4: Lebensmitteleinkauf und Essensplanung meistern

Wenn Sie sich auf eine Reise mit Weight Watchers begeben, geht es nicht nur darum, zu wissen, was Sie essen sollten, sondern auch darum, wie Sie Ihre Ernährungsgewohnheiten erfolgreich vorbereiten können. Dazu gehört die Beherrschung der Kunst des Lebensmitteleinkaufs und der Essensplanung - Schlüsselelemente für eine gesunde und ausgewogene Ernährung. Der Gang durch die Lebensmittelgeschäfte und die Planung der Mahlzeiten mag zunächst abschreckend wirken, aber mit den richtigen Strategien wird dies zu einem angenehmen und motivierenden Teil Ihrer Wellness-Reise.

Der Lebensmitteleinkauf ist die Grundlage für eine gesunde Ernährung. Die Entscheidungen, die Sie im Supermarkt treffen, haben einen großen Einfluss auf Ihre Essgewohnheiten. Der erste Schritt zum intelligenten Einkaufen ist ein Plan. Bevor Sie den Laden betreten, nehmen Sie sich ein paar Minuten Zeit, um Ihre Mahlzeiten für die Woche zu planen. Achten Sie auf ein ausgewogenes Verhältnis von Makro- und Mikronährstoffen, wie es im Weight Watchers Programm beschrieben ist, um eine Vielfalt an Nährstoffen in Ihrer Ernährung zu gewährleisten. Die Planung hilft Ihnen, Impulskäufe von ungesunden Lebensmitteln zu vermeiden und Ihr Budget effektiver zu verwalten.

Wenn Sie im Supermarkt einkaufen, sollten Sie zunächst in der Nähe des Ladens einkaufen. Hier finden Sie normalerweise die frischesten Lebensmittel wie Obst, Gemüse, mageres Fleisch und Milchprodukte. Diese sollten die Grundlage Ihrer Ernährung bilden. In den mittleren Gängen finden Sie in der Regel mehr verarbeitete Lebensmittel, die mehr Punkte enthalten und weniger nahrhaft sein können. Sie enthalten jedoch auch wichtige Lebensmittel wie Vollkornprodukte, Bohnen und Nüsse, die Sie nicht ganz auslassen sollten - wählen Sie sie nur mit Bedacht aus.

Das Verständnis von Lebensmitteletiketten ist entscheidend für eine bewusste Wahl. Achten Sie auf Produkte mit weniger Zutaten und solchen, die Sie erkennen und aussprechen können. Achten Sie auf die Portionsgrößen und vergleichen Sie Produkte, die weniger gesättigte Fettsäuren, Zucker und Natrium und dafür mehr Ballaststoffe und Proteine enthalten. Denken Sie daran, dass nicht alle Kalorien gleich sind - die Qualität der Kalorien ist wichtiger.

Es ist wichtig, dass Sie eine Vielzahl von Obst und Gemüse in Ihre Ernährung einbeziehen. Sie sind nicht nur nährstoffreich, sondern enthalten auch weniger Punkte. Achten Sie auf einen Regenbogen von Farben, um ein breites Spektrum an Vitaminen und Mineralstoffen zu erhalten. Wählen Sie nach Möglichkeit frisches Obst und Gemüse, aber denken Sie daran, dass Tiefkühlgemüse und -obst ebenso nahrhaft sein können und eine praktische Alternative darstellen.

Magere Proteine sind ein wesentlicher Bestandteil der Ernährung. Sie tragen dazu bei, dass Sie satt werden und Muskeln aufbauen, was besonders wichtig ist, wenn Sie Sport treiben. Wählen Sie mageres Fleisch, entscheiden Sie sich für Geflügel ohne Haut und entdecken Sie pflanzliche Proteine wie Bohnen, Linsen und Tofu. Diese sind nicht nur gesund, sondern auch vielseitig und können in einer Vielzahl von Gerichten verwendet werden.

Vollkornprodukte sollten ihre raffinierten Gegenstücke in Ihrer Speisekammer ersetzen. Lebensmittel wie Vollkornbrot, brauner Reis, Quinoa und Hafer enthalten mehr Ballaststoffe und halten länger satt. Sie tragen auch dazu bei, den Blutzuckerspiegel stabil zu halten, und verhindern so die Spitzen und Abstürze, die zu übermäßigem Essen führen können.

Gesunde Fette sind wichtig, sollten aber in Maßen konsumiert werden. Produkte wie Olivenöl, Avocados, Nüsse und Samen sollten auf Ihrer Einkaufsliste stehen. Sie liefern essenzielle Fettsäuren und helfen bei der Aufnahme bestimmter Vitamine.

Die Planung von Mahlzeiten kann ebenso angenehm wie nützlich sein. Nutzen Sie das Weight Watchers Punktesystem, um Ihre Mahlzeiten über den Tag hinweg ausgewogen zu gestalten. Achten Sie darauf, dass jede

Mahlzeit ein ausgewogenes Verhältnis von Kohlenhydraten, Proteinen und Fetten aufweist. Experimentieren Sie mit verschiedenen Rezepten und Geschmacksrichtungen, damit die Mahlzeiten interessant und sättigend bleiben.

Das Kochen auf Vorrat und das Vorbereiten von Mahlzeiten sind zeitsparende Strategien. Kochen Sie große Portionen vielseitiger Zutaten wie Hühnchen, Quinoa oder gebratenes Gemüse zu Beginn der Woche. Diese können für verschiedene Mahlzeiten verwendet werden, was Zeit spart und es einfacher macht, den Plan einzuhalten.

Snacks sollten nicht übersehen werden. Planen Sie gesunde Zwischenmahlzeiten wie Obst, Joghurt oder Nüsse ein, um den Hunger zwischen den Mahlzeiten in Schach zu halten. Dies hilft, ungesunde Entscheidungen zu vermeiden, wenn Sie hungrig sind.

Eine ausreichende Flüssigkeitszufuhr ist entscheidend. Oft verwechseln wir Durst mit Hunger. Über den Tag verteilt Wasser zu trinken kann helfen, den Hunger zu kontrollieren und die Verdauung zu fördern.

Und schließlich sollten Sie sich gelegentlich etwas gönnen. Beim Weight Watchers Programm geht es um Ausgewogenheit, nicht um Entbehrungen. Sich hin und wieder etwas zu gönnen, kann Teil einer gesunden Ernährung sein, solange man es mit Bedacht tut.

Zusammenfassend lässt sich sagen, dass der Einkauf von Lebensmitteln und die Planung von Mahlzeiten ein zentraler Aspekt der Weight Watchers Reise ist. Es ermöglicht Ihnen, gesunde Entscheidungen zu treffen, eine Vielzahl von Lebensmitteln zu genießen und die Kontrolle über Ihre Essgewohnheiten zu übernehmen. Durch vorausschauendes Planen, das Verstehen von Lebensmitteletiketten und kluges Einkaufen legen Sie den Grundstein für einen erfolgreichen und nachhaltigen Weg zu Gesundheit und Wohlbefinden. Die Planung und Vorbereitung von Mahlzeiten macht eine gesunde Ernährung bequem und angenehm und fügt sich nahtlos in Ihren Lebensstil ein. Dieser Ansatz unterstützt nicht nur Ihre Abnehmziele, sondern fördert auch ein lebenslanges gesundes Verhältnis zum Essen.

FRÜHSTÜCK - Haferflockenbrei mit Apfel und Zimt

Zutaten:

- Herkömmliche Haferflocken: 250 ml (WW-Punkte: 4)
- Wasser: 500 mln (WW-Punkte: 0)
- Milch (für weniger Punkte Mandel-, Soja- oder Magermilch verwenden): 250 ml (WW-Punkte: variiert, etwa 1-3 je nach Sorte)
- Mittelgroßer Apfel, geschält, entkernt und gewürfelt: 1 (WW-Punkte: 0 für frisches Obst)
- Gemahlener Zimt: 1 Teelöffel (WW-Punkte: 0)
- Reiner Vanilleextrakt: ½ Teelöffel (WW-Punkte: 0)
- Honig oder Ahornsirup (optional, zum Süßen): 2 Esslöffel (WW-Punkte: 6)
- Eine Prise Salz (WW-Punkte: 0)
- Gehackte Nüsse zum Garnieren (optional, Punkte variieren je nach Art und Menge)
- Frische Beeren zum Garnieren (optional, WW-Punkte: 0)

Nährwertangaben (pro Portion, ohne optionale Toppings):

- Kalorien: Ca. 310 Eiweiß: 10 g Ballaststoffe: 6 g Fett: 4 g Kohlenhydrate: 60 g Zucker: Natürlicher Zucker aus Äpfeln, wahlweise Honig/Ahornsirup WW-Punkte insgesamt: Ca. 11-13 pro Portion (variiert je nach Milchsorte und optionalen Toppings)

Kochzeit:

- Zubereitungszeit: 10 Minuten
- Zubereitungszeit: 20 Minuten
- Gesamtzeit: 30 Minuten

Anweisungen:

Die Zutaten vorbereiten: Schälen und entkernen Sie den Apfel und schneiden Sie ihn in kleine Stücke. Die Haferflocken, das Wasser, die Milch und die anderen Zutaten abmessen.

Die Haferflocken zubereiten: In einem mittelgroßen Topf die Haferflocken und das Wasser vermischen. Zum Kochen bringen, dann auf ein Köcheln reduzieren. Den gewürfelten Apfel, Zimt und Salz hinzufügen. Umrühren und etwa 10 Minuten köcheln lassen, bis die Haferflocken weich sind und das meiste Wasser aufgenommen haben.

Hinzufügen von Milch und Aromen: Die Milch einrühren, dabei Art und Menge der Milch an die WW-Punkte anpassen. Vanilleextrakt hinzufügen. Eventuell mit Honig oder Ahornsirup süßen, um zusätzliche WW-Punkte zu erhalten. Weitere 5-10 Minuten kochen, bis die gewünschte Konsistenz erreicht ist.

Den Brei servieren: Vom Herd nehmen und ein paar Minuten ruhen lassen. Heiß servieren und bei Bedarf die Konsistenz mit zusätzlicher Milch anpassen.

Garnieren: Nach Belieben mit gehackten Nüssen und frischen Beeren garnieren, wobei die damit verbundenen WW-Punkte berücksichtigt werden sollten. Eine Prise Zimt kann den Geschmack verbessern, ohne Punkte hinzuzufügen.

Servieren und Aufbewahren: Für zwei Personen. Für mehr Portionen die Menge anpassen. Reste im Kühlschrank aufbewahren und mit etwas Milch wieder aufwärmen.

Tipps zum Anpassen: Verwenden Sie eine milchfreie Milchalternative und einen Süßstoff wie Stevia für weniger WW-Punkte. Probieren Sie verschiedene Früchte wie Pfirsiche oder Birnen für Abwechslung ohne zusätzliche Punkte. Fügen Sie Chia- oder Leinsamen für zusätzliche Ballast- und Nährstoffe hinzu (beachten Sie die zusätzlichen Punkte).

Grüner Smoothie mit Spinat, Kiwi und Ingwer

Zutaten:

- Frischer Blattspinat: 500 mln (WW-Punkte: 0)
- Reife Kiwis, geschält und in Scheiben geschnitten: 2 (WW-Punkte: 0)
- Frischer Ingwer, geschält und gerieben: 1 2,5 cm Stück (WW-Punkte: 0)
- Ungesüßte Mandelmilch: 250 ml (WW-Punkte: 1)
- Griechischer Joghurt, normal, fettfrei: 120 gr (WW-Punkte: 0)
- Eiswürfel: 120 gr (WW-Punkte: 0)
- Zitronensaft: 2 Esslöffel (WW-Punkte: 0)
- Optionales Süßungsmittel (wie Stevia oder Honig, bei Verwendung von Honig WW-Punkte entsprechend anpassen)

Nährwertangaben (pro Portion, ohne optionalen Süßstoff):

- Kalorien: Ca. 150 Eiweiß: 8 g Ballaststoffe: 5 g Fett: 1 g Kohlenhydrate: 29 g Zucker: Natürlich vorkommender Zucker aus Früchten WW-Punkte insgesamt: 1 pro Portion

Kochzeit:

- Zubereitungszeit: 10 Minuten
- Gesamtzeit: 10 Minuten

Anweisungen:

Die Zutaten vorbereiten: Waschen Sie den Blattspinat gründlich, um Schmutz und Körner zu entfernen. Schälen Sie die Kiwis und schneiden Sie sie in Scheiben. Für eine glattere Textur können Sie die Kiwi auch mit der Schale pürieren, da diese essbar und reich an Nährstoffen ist. Schälen und reiben Sie den Ingwer. Sie können die Menge des Ingwers an Ihre Vorliebe für Schärfe anpassen.

Den Smoothie mixen: Den frischen Blattspinat und die ungesüßte Mandelmilch in einen Mixer geben. Pürieren, bis die Mischung glatt ist, und sicherstellen, dass der Spinat vollständig eingearbeitet ist. Geben Sie die in Scheiben geschnittenen Kiwis, den geriebenen Ingwer und den griechischen Joghurt in den Mixer. Der Joghurt macht die Mischung cremig und liefert Eiweiß, ohne dass es zusätzliche WW-Punkte gibt. Drücken Sie den frischen Zitronensaft hinein, der dem Ganzen einen würzigen Geschmack verleiht und die Aufnahme von Eisen aus dem Spinat fördert. Fügen Sie die Eiswürfel hinzu und mixen Sie weiter, bis der Smoothie die gewünschte Konsistenz hat. Wenn Sie einen dünneren Smoothie bevorzugen, können Sie mehr Mandelmilch hinzufügen.

Optionales Süßen: Probieren Sie den Smoothie aus. Wenn Sie ihn süßer mögen, können Sie ein Süßungsmittel wie Stevia hinzufügen, das keine WW-Punkte hat. Wenn Sie Honig verwenden, müssen Sie die WW-Punkte entsprechend anpassen.

Servieren: Gießen Sie den Smoothie in Gläser und servieren Sie ihn sofort, damit er möglichst frisch schmeckt und viele Nährstoffe enthält. Für eine ansprechende Präsentation mit einer Kiwischeibe oder einem Minzezweig garnieren.

Servieren und Aufbewahren: Dieses Rezept ergibt etwa 2 Portionen. Es schmeckt am besten frisch, aber wenn Sie es aufbewahren müssen, können Sie es in einem luftdichten Behälter im Kühlschrank bis zu einem Tag aufbewahren. Vor dem Servieren gut schütteln oder umrühren.

Tipps zum Anpassen: Fügen Sie andere Null-Punkte-Früchte wie grüne Äpfel oder Birnen für zusätzliche Geschmacksrichtungen hinzu. Für einen zusätzlichen Nährstoffschub können Sie einen Esslöffel Chiasamen oder Leinsamen hinzufügen (achten Sie auf die zusätzlichen WW-Punkte). Eine Handvoll frischer Minze kann dem Smoothie eine erfrischende Note verleihen.

Rührei mit Kirschtomaten und Basilikum (Weight Watchers Friendly)

Zutaten:

- Große Eier: 4 (WW-Punkte: 0)
- Kirschtomaten, halbiert: 250 ml (WW-Punkte: 0)
- Frische Basilikumblätter, fein gehackt: 60 gr (WW-Punkte: 0)
- Olivenöl oder Kochspray: 1 Teelöffel (WW-Punkte: 1)
- Salz und frisch gemahlener schwarzer Pfeffer nach Geschmack (WW-Punkte: 0)
- Optional: Fettarmer Käse, geraspelt (eine kleine Menge verwenden, WW-Punkte entsprechend anpassen)

Nährwertangaben (pro Portion, ohne optionalen Käse):

- Kalorien: Ca. 160 Eiweiß: 14 g Ballaststoffe: 1 g Fett: 10 g Kohlenhydrate: 3 g Zucker: Natürlich vorkommender Zucker aus Tomaten WW-Punkte insgesamt: 1 pro Portion

Kochzeit:

- Zubereitungszeit: 5 Minuten
- Zubereitungszeit: 5 Minuten
- Gesamtzeit: 10 Minuten

Anweisungen:

Die Zutaten vorbereiten: Waschen Sie die Kirschtomaten und halbieren Sie sie. Die frischen Basilikumblätter fein hacken. Die Eier in einer Schüssel verquirlen, mit Salz und Pfeffer würzen.

Zubereitung der Rühreier: Eine antihaftbeschichtete Pfanne auf mittlerer Stufe erhitzen. Leicht mit Olivenöl oder Kochspray bestreichen, um ein Anhaften zu verhindern. Sobald die Pfanne warm ist, die halbierten Kirschtomaten hinzufügen. Etwa 1-2 Minuten sautieren, bis sie leicht weich sind. Die verquirlten Eier über die Tomaten in der Pfanne gießen. Einige Augenblicke ruhen lassen, bis sie an den Rändern zu stocken beginnen. Mit einem Spatel die Eier und Tomaten vorsichtig verrühren. Unter gelegentlichem Rühren weiterkochen, bis die Eier weich sind. Kurz bevor die Eier fertig gegart sind, das gehackte Basilikum unterrühren. Die Restwärme lässt das Basilikum perfekt auftauen.

Optionaler Zusatz von Käse: Wenn Sie fettarmen Käse verwenden, streuen Sie eine kleine Menge über die Eier, kurz bevor sie fertig gekocht sind. Lassen Sie den Käse in den warmen Eiern schmelzen.

Servieren: Das Rührei sofort auf Teller geben, damit es nicht überkocht. Heiß servieren und nach Belieben mit zusätzlichem Basilikum garnieren.

Servieren und Aufbewahren:

- Dieses Rezept ist für zwei Personen geeignet. Für mehr Portionen die Zutaten verdoppeln.
- Am besten schmeckt es frisch, aber Reste können bis zu einem Tag im Kühlschrank aufbewahrt und vorsichtig wieder aufgewärmt werden.

Tipps zum Anpassen: Fügen Sie einen Hauch von Knoblauch oder roten Paprikaflocken für einen zusätzlichen Geschmackskick hinzu (keine zusätzlichen WW-Punkte). Für zusätzliches Eiweiß ohne zusätzliche WW-Punkte können Sie gekochte Hähnchenbrust- oder Putenwürfel hinzufügen. Für eine ausgewogene Mahlzeit auf einer Scheibe Vollkorntoast servieren (WW-Punkte für das Brot anpassen).

Dieses Rezept für Rührei mit Kirschtomaten und Basilikum ist ein köstliches, schnelles und einfaches Gericht, das sich perfekt für ein nahrhaftes Frühstück oder eine leichte Mahlzeit eignet. Es ist geschmackvoll, farbenfroh und passt gut zum Weight Watchers Programm, da es eine köstliche Möglichkeit bietet, eine proteinreiche Mahlzeit mit wenig Punkten zu genießen. Genießen Sie dieses einfache und köstliche Gericht zu jeder Tageszeit!

Bananen-Walnuss-Muffins

Zutaten:

- Reife Bananen, püriert: 3 mittelgroße (WW-Punkte: 0)
- Weizenvollkornmehl: 370 ml (WW-Punkte: 13)
- Natriumbikarbonat: 1 Teelöffel (WW-Punkte: 0)
- Gemahlener Zimt: 1 Teelöffel (WW-Punkte: 0)
- Salz: ¼ Teelöffel (WW-Punkte: 0)
- Ei, groß: 1 (WW-Punkte: 0)
- Ungesüßtes Apfelmus: 120 gr (WW-Punkte: 0)
- Vanilleextrakt: 1 Teelöffel (WW-Punkte: 0)
- Honig oder reiner Ahornsirup: 60 gr (WW-Punkte: 12)
- Walnüsse, gehackt: 120 gr (WW-Punkte: 10)

Nährwertangaben (pro Muffin, Rezept ergibt 12 Muffins):

Kalorien: Ca. 150 Eiweiß: 4 g Ballaststoffe: 3 g Fett: 5 g Kohlenhydrate: 24 g Zucker: Natürlicher Zucker aus Bananen und Honig/Ahornsirup WW-Punkte insgesamt: 3 pro Muffin

Kochzeit:

- Zubereitungszeit: 15 Minuten
- Zubereitungszeit: 20 Minuten
- Gesamtzeit: 35 Minuten

Anweisungen:

Die Zutaten vorbereiten: Den Ofen auf 175°C (350°F) vorheizen. Ein Muffinblech mit 12 Förmchen mit Papierförmchen auslegen oder leicht mit Backspray einfetten. Die reifen Bananen in einer großen Schüssel zerdrücken, bis sie glatt sind. Die Walnüsse in kleine Stücke hacken.

Die trockenen Zutaten mischen: In einer mittelgroßen Schüssel das Weizenvollkornmehl, das Backpulver, den gemahlenen Zimt und das Salz miteinander verquirlen.

Nasse und trockene Zutaten mischen: In die Schüssel mit den zerdrückten Bananen das Ei, die ungesüßte Apfelsauce, den Vanilleextrakt und den Honig oder Ahornsirup geben. Gut verrühren. Fügen Sie nach und nach die trockenen Zutaten zu der feuchten Mischung hinzu und rühren Sie, bis alles gut vermischt ist. Vermeiden Sie es, zu viel zu mischen, damit die Muffins weich bleiben. Die gehackten Walnüsse behutsam unterheben.

Die Muffins backen: Verteilen Sie den Teig gleichmäßig auf die vorbereiteten Muffinförmchen und füllen Sie jedes zu etwa zwei Dritteln. In den vorgeheizten Ofen schieben und etwa 20 Minuten backen, oder bis ein Zahnstocher in der Mitte eines Muffins sauber herauskommt. Aus dem Ofen nehmen und die Muffins 5 Minuten lang in der Form abkühlen lassen. Dann auf einem Gitterrost vollständig abkühlen lassen.

Servieren und Aufbewahren:

- Servieren Sie die Muffins warm oder bei Zimmertemperatur.
- Reste in einem luftdichten Behälter bei Raumtemperatur bis zu 3 Tage aufbewahren oder für eine längere Lagerung einfrieren.

Tipps zur Anpassung:

- Für zusätzliches Eiweiß fügen Sie einen Messlöffel Ihres bevorzugten Proteinpulvers hinzu (passen Sie die WW-Punkte entsprechend an).
- Die Walnüsse können durch Pekannüsse oder Mandeln ersetzt werden.
- Fügen Sie eine Handvoll Blaubeeren oder dunkle Schokoladensplitter hinzu, um den Geschmack zu verändern (passen Sie die WW-Punkte entsprechend an).

Griechischer Joghurt mit hausgemachtem Müsli und Beeren

Zutaten für selbstgemachtes Granola:

- Altmodische Haferflocken: 500 mln (WW-Punkte: 16)
- Gehackte Mandeln: 120 gr (WW-Punkte: 10)
- Kürbiskerne: 60 gr (WW-Punkte: 4)
- Gemahlener Zimt: 1 Teelöffel (WW-Punkte: 0)
- Salz: Eine Prise (WW-Punkte: 0)
- Ungesüßtes Apfelmus: 60 gr (WW Punkte: 0)
- Honig oder reiner Ahornsirup: 3 Esslöffel (WW-Punkte: 12)
- Vanilleextrakt: 1 Teelöffel (WW-Punkte: 0)

Zutaten für die Portion: Fettfreier griechischer Joghurt: 500 mln (WW-Punkte: 0) , Frische Beeren (Heidelbeeren, Erdbeeren, Himbeeren): 500 mln (WW-Punkte: 0)

Nährwertangaben (pro Portion):

Kalorien: Ca. 250-300 (variiert je nach Beeren und Müslianteil) Eiweiß: 15 g Ballaststoffe: 4 gFett: 7 g Kohlenhydrate: 45 g Zucker: Natürlicher Zucker aus Honig, Früchten und Joghurt WW-Punkte insgesamt: 6 pro Portion (1/500 ml Müsli mit 250 ml Joghurt und 250 ml Beeren)

Kochzeit:

- Zubereitungszeit für Granola: 10 Minuten
- Zubereitungszeit für Granola: 30 Minuten
- Gesamtzeit: 40 Minuten

Anweisungen:

Hausgemachtes Müsli zubereiten: Heizen Sie den Ofen auf 150°C (300°F) vor. Ein Backblech mit Pergamentpapier auslegen. In einer großen Schüssel Haferflocken, gehackte Mandeln, Kürbiskerne, Zimt und eine Prise Salz vermischen. In einer anderen Schüssel Apfelmus, Honig (oder Ahornsirup) und Vanilleextrakt vermischen. Die feuchten Zutaten zu den trockenen Zutaten geben und mischen, bis alles gleichmäßig überzogen ist. Die Müslimischung in einer gleichmäßigen Schicht auf dem vorbereiteten Backblech verteilen. 30 Minuten lang backen, dabei nach der Hälfte der Zeit umrühren, bis das Müsli goldbraun und knusprig ist. Lassen Sie das Müsli auf dem Backblech vollständig abkühlen. Es wird noch knuspriger, wenn es abkühlt.

Griechischen Joghurt mit Granola und Beeren **zusammenstellen**: 250 ml fettfreien griechischen Joghurt in jede Servierschüssel löffeln. Jede Schale Joghurt mit 120 gr des gekühlten hausgemachten Granolas füllen. Geben Sie 250 ml frische Beeren auf das Müsli.

Servieren und Aufbewahren: Servieren Sie das Müsli sofort, um den besten Geschmack und die beste Konsistenz zu erhalten. Reste des Müslis können in einem luftdichten Behälter bei Raumtemperatur bis zu 2 Wochen aufbewahrt werden. Griechischer Joghurt und Beeren sollten im Kühlschrank aufbewahrt werden.

Tipps zum Anpassen: Experimentieren Sie mit verschiedenen Nüssen und Samen in Ihrem Müsli, je nach Vorliebe und WW-Punkten. Versuchen Sie, dem Müsli nach dem Backen Trockenfrüchte (wie Rosinen oder gehackte Datteln) hinzuzufügen. Denken Sie daran, dass dies zu den WW-Punkten beiträgt. Verwenden Sie für eine vegane Variante pflanzlichen Joghurt und ersetzen Sie Honig durch Ahornsirup oder Agavennektar.

Dieser griechische Joghurt mit hausgemachtem Granola und Beeren ist eine nahrhafte, sättigende und Weight Watchers-freundliche Mahlzeit. Es ist perfekt für ein gesundes Frühstück oder einen erfrischenden Snack und kombiniert die Cremigkeit von griechischem Joghurt mit dem Knuspern von Granola und der Süße von frischen Beeren.

Haferflockenpfannkuchen mit Beeren (für Weight Watchers geeignet)

Zutaten für Pfannkuchen:

- Herkömmliche Haferflocken: 250 ml (WW-Punkte: 4)
- Weizenvollkornmehl: 120 gr (WW-Punkte: 6)
- Backpulver: 1 Teelöffel (WW-Punkte: 0)
- Gemahlener Zimt: ½ Teelöffel (WW-Punkte: 0)
- Salz: Eine Prise (WW-Punkte: 0)
- Ei, groß: 1 (WW-Punkte: 0)
- Fettfreie Milch oder Mandelmilch: 170 gr (WW Punkte: 2 für fettfreie Milch, 1 für Mandelmilch)
- Vanilleextrakt: 1 Teelöffel (WW-Punkte: 0)
- Honig oder reiner Ahornsirup: 2 Esslöffel (WW-Punkte: 6)
- Frische Beeren (Heidelbeeren, Erdbeeren, Himbeeren): 250 ml pro Portion (WW-Punkte: 0)

Zutaten für den Beerenbelag:

- Gemischte Beeren: 500 mln (WW-Punkte: 0)
- Wasser: 60 gr (WW-Punkte: 0)
- Honig: 1 Esslöffel (optional, WW-Punkte: 3)

Nährwertangaben (pro Portion, 2 Pfannkuchen mit Topping):

Kalorien: Ca. 250-300 Eiweiß: 10 g Ballaststoffe: 5 g Fett: 3 g Kohlenhydrate: 50 g Zucker: Natürlicher Zucker aus Früchten und Honig/Ahornsirup WW-Punkte insgesamt: 11-12 pro Portion (variiert je nach Milch und Wahl des Süßungsmittels)

Kochzeit:

- Zubereitungszeit: 15 Minuten
- Zubereitungszeit: 15 Minuten
- Gesamtzeit: 30 Minuten

Anweisungen:

Den Pfannkuchenteig zubereiten: Die Haferflocken in einem Mixer oder einer Küchenmaschine mahlen, bis sie eine mehlartige Konsistenz haben. In einer großen Schüssel die gemahlenen Haferflocken, das Weizenvollkornmehl, das Backpulver, den Zimt und eine Prise Salz vermischen. In einer separaten Schüssel verquirlen Sie das Ei, die Milch, den Vanilleextrakt und den Honig oder Ahornsirup. Gießen Sie die feuchten Zutaten zu den trockenen Zutaten und rühren Sie, bis alles gut vermischt ist. Lassen Sie den Teig ein paar Minuten ruhen, damit er etwas eindickt.

Die Pfannkuchen zubereiten: Erhitzen Sie eine antihaftbeschichtete Pfanne oder Grillplatte bei mittlerer Hitze und bestreichen Sie sie leicht mit Kochspray oder ein wenig Öl. Für jeden Pfannkuchen 60 gr Teig in die Pfanne geben. Backen Sie die Pfannkuchen, bis sich an der Oberfläche Blasen bilden, drehen Sie sie um und backen Sie sie auf der anderen Seite goldbraun. Den Vorgang mit dem restlichen Teig wiederholen, wobei die Pfanne nach Bedarf eingefettet werden sollte.

Den Beerenbelag zubereiten: In einem kleinen Topf die gemischten Beeren, Wasser und wahlweise Honig oder Ahornsirup vermengen. Bei mittlerer Hitze unter gelegentlichem Rühren kochen, bis die Beeren weich sind und die Soße leicht eingedickt ist.

Portionierung und Lagerung: Dieses Rezept reicht für etwa 4 Personen (2 Pfannkuchen pro Portion). Übrig gebliebene Pfannkuchen in einem luftdichten Behälter im Kühlschrank bis zu 3 Tage aufbewahren oder für eine längere Aufbewahrung einfrieren. In der Mikrowelle oder auf einer Pfanne wieder aufwärmen.

Vollkorntoast mit Avocado und pochiertem Ei (für Weight Watchers geeignet)

Zutaten:

- Vollkornbrot-Scheiben: 2 (WW-Punkte: 2-3 pro Scheibe, je nach Marke)
- Reife Avocado: 1 mittelgroße (WW-Punkte: ca. 5 für eine halbe Avocado)
- Große Eier: 2 (WW-Punkte: 0)
- Essig (zum Pochieren der Eier): 1 Esslöffel (WW-Punkte: 0)
- Salz und frisch gemahlener schwarzer Pfeffer zum Abschmecken (WW-Punkte: 0)
- Optionaler Belag: Gehackte frische Kräuter (wie Petersilie oder Schnittlauch), rote Paprikaflocken oder etwas Paprika (WW-Punkte: 0)

Nährwertangaben (pro Portion):

Kalorien: Ca. 350-400 Eiweiß: 15 g Ballaststoffe: 10 g Fett: 20 g Kohlenhydrate: 35 g Zucker: Natürlich vorkommender Zucker aus Avocado und Vollkornbrot. WW-Punkte insgesamt: 7-8 pro Portion (variiert je nach Brot- und Avocadogröße)

Kochzeit:

- Zubereitungszeit: 10 Minuten
- Zubereitungszeit: 5 Minuten
- Gesamtzeit: 15 Minuten

Anweisungen:

Die Eier pochieren: Füllen Sie einen mittelgroßen Topf mit Wasser und geben Sie den Essig hinzu. Bringen Sie das Wasser zum leichten Köcheln. Schlagen Sie jedes Ei in eine kleine Tasse oder Schüssel. Schieben Sie die Eier vorsichtig nacheinander in das kochende Wasser. Die Eier etwa 3 bis 4 Minuten pochieren, wenn sie ein weiches Eigelb haben sollen, oder länger, wenn sie ein festeres Eigelb haben sollen. Nehmen Sie die Eier mit einem Schaumlöffel vorsichtig aus dem Wasser und legen Sie sie auf einem Teller beiseite.

Den Avocado-Toast zubereiten: Toasten Sie die Vollkornbrotscheiben so knusprig, wie Sie es wünschen. Die Avocado in zwei Hälften schneiden, den Kern entfernen und das Fruchtfleisch aushöhlen. Die Avocado in einer Schüssel mit einer Gabel zerdrücken. Nach Belieben mit Salz und Pfeffer würzen. Die pürierte Avocado gleichmäßig auf den getoasteten Brotscheiben verteilen.

Das Gericht zusammenstellen: Auf jeden mit Avocado belegten Toast ein pochiertes Ei legen. Würzen Sie die Eier mit einer Prise Salz und frisch gemahlenem schwarzen Pfeffer. Fügen Sie optionale Beläge wie gehackte Kräuter, rote Paprikaflocken oder Paprika für zusätzlichen Geschmack und Farbe hinzu.

Servieren: Den Avocado-Toast sofort servieren, solange die Eier noch warm sind und der Toast noch knusprig ist.

Tipps zur Anpassung:

- Für zusätzlichen Geschmack können Sie etwas Olivenöl oder Balsamico-Glasur darüber träufeln (WW-Punkte entsprechend anpassen).
- Fügen Sie geschnittene Tomaten oder eine Handvoll Rucola hinzu, um mehr Frische und Nährstoffe zu erhalten, ohne die WW-Punktezahl wesentlich zu verändern.
- Für einen cremigen Aufstrich mischen Sie die pürierte Avocado mit etwas griechischem Joghurt (achten Sie auf die zusätzlichen WW-Punkte).

Energieriegel mit Datteln und Mandeln (für Weight Watchers geeignet)

Zutaten:

- Entsteinte Datteln: 250 ml (WW-Punkte: 18 für die gesamte Menge)
- Rohe Mandeln: 250 ml (WW-Punkte: 23 für die gesamte Menge)
- Haferflocken: 120 gr (WW-Punkte: 4)
- Ungesüßte Kokosraspeln: 60 gr (WW-Punkte: 5)
- Chia-Samen: 2 Esslöffel (WW-Punkte: 2)
- Gemahlene Leinsamen: 2 Esslöffel (WW-Punkte: 1)
- Zimt: 1 Teelöffel (WW-Punkte: 0)
- Salz: Eine Prise (WW-Punkte: 0)
- Vanilleextrakt: 1 Teelöffel (WW-Punkte: 0)

Nährwertangaben (pro Riegel, Rezept ergibt 10 Riegel):

Kalorien: Ca. 200-250 Eiweiß: 4 g Ballaststoffe: 4 g Fett: 10 g Kohlenhydrate: 30 g Zucker: Natürlicher Zucker aus Datteln WW-Punkte insgesamt: 5 pro Riegel

Kochzeit:

- Zubereitungszeit: 15 Minuten
- Abbindezeit: 1 Stunde im Kühlschrank
- Gesamtzeit: 1 Stunde 15 Minuten

Anweisungen:

Die Mischung vorbereiten: Die entsteinten Datteln in eine Küchenmaschine geben und pulsieren, bis sie eine klebrige Paste bilden. Die rohen Mandeln zu der Dattelpaste in der Küchenmaschine geben und ein paar Mal pulsieren, bis die Mandeln grob gehackt und gut mit den Datteln vermischt sind. In einer großen Rührschüssel Haferflocken, Kokosraspeln, Chiasamen, gemahlene Leinsamen, Zimt und eine Prise Salz vermischen. Die Dattel- und Mandelmischung zu den trockenen Zutaten in der Schüssel geben. Den Vanilleextrakt unterrühren. Mischen Sie alles mit den Händen oder einem Holzlöffel, bis es gut vermischt ist. Der Teig sollte klebrig sein und beim Drücken zusammenhalten.

Die Riegel formen: Eine quadratische Backform oder ein Blech mit Pergamentpapier auslegen. Die Mischung in die ausgelegte Form geben. Die Masse fest und gleichmäßig in die Form drücken, sodass eine flache und gleichmäßige Schicht entsteht. Decken Sie die Form ab und stellen Sie sie für mindestens 1 Stunde in den Kühlschrank, damit die Riegel fest werden und aushärten.

Schneiden Sie die Riegel: Sobald der Teig fest ist, an den Rändern des Pergamentpapiers aus der Form heben. Auf ein Schneidebrett legen und in 10 gleich große Riegel schneiden.

Servieren und Aufbewahren: Servieren Sie die Energieriegel als schnellen Snack oder als mobile Frühstücksoption. Die Riegel in einem luftdichten Behälter im Kühlschrank bis zu 1 Woche aufbewahren oder für eine längere Lagerung einfrieren.

Tipps zur Anpassung:

- Fügen Sie eine Handvoll getrocknete Cranberries, Rosinen oder gehackte getrocknete Aprikosen für zusätzliche Süße und Textur hinzu (WW-Punkte entsprechend anpassen).
- Ersetzen Sie Mandeln durch andere Nüsse wie Walnüsse oder Pekannüsse, wenn Sie dies bevorzugen (beachten Sie die WW-Punkte).
- Beträufeln Sie die Riegel mit etwas geschmolzener Zartbitterschokolade, um ihnen einen dekadenten Touch zu verleihen (denken Sie daran, die zusätzlichen WW-Punkte zu zählen).

Diese selbstgemachten Energieriegel mit Datteln und Mandeln sind ein perfekter Weight Watchers-freundlicher Snack. Vollgepackt mit natürlichen Zutaten und ohne Zuckerzusatz sorgen sie für einen gesunden Energieschub.

Chia-Pudding mit Mango und Kokosnuss

Zutaten:

- Chia-Samen: 60 gr (WW-Punkte: 5)
- Ungesüßte Mandelmilch: 250 ml (WW-Punkte: 1)
- Frische Mango, gewürfelt: 250 ml (WW-Punkte: 0)
- Ungesüßte Kokosraspeln: 2 Esslöffel (WW-Punkte: 2)
- Vanilleextrakt: ½ Teelöffel (WW-Punkte: 0)
- Optionales Süßungsmittel: Honig oder Ahornsirup, 1 Esslöffel (WW-Punkte: 3, falls verwendet)

Nährwertangaben (pro Portion):

Kalorien: Ca. 250-300 Eiweiß: 5 g Ballaststoffe: 10 g Fett: 9 g Kohlenhydrate: 40 g Zucker: Natürlicher Zucker aus Mango und optionaler Süßstoff WW-Punkte insgesamt: 8 pro Portion (einschließlich Honig/Ahornsirup)

Kochzeit:

- Zubereitungszeit: 10 Minuten
- Abbindezeit: 4 Stunden oder über Nacht im Kühlschrank
- Gesamtzeit: 4 Stunden 10 Minuten (oder über Nacht)

Anweisungen:

Den Chia-Pudding zubereiten: In einer Rührschüssel die Chiasamen und die ungesüßte Mandelmilch vermischen. Gut umrühren, um sicherzustellen, dass die Chiasamen gleichmäßig verstreut sind. Vanilleextrakt in die Mischung einrühren. Wenn Sie ein Süßungsmittel verwenden, rühren Sie Honig oder Ahornsirup ein. Die Schüssel abdecken und mindestens 4 Stunden, am besten über Nacht, in den Kühlschrank stellen. Die Chiasamen saugen die Flüssigkeit auf und dehnen sich aus, sodass eine puddingartige Konsistenz entsteht.

Die Mango vorbereiten: Schälen Sie die frische Mango und schneiden Sie sie in kleine, mundgerechte Stücke. Sie können auch vorgeschnittene Mango verwenden.

Zusammensetzen des Chia-Puddings: Sobald der Chia-Pudding fest geworden ist, gut umrühren, um eventuelle Klumpen aufzulösen. Die Hälfte des Chia-Puddings in ein Servierglas oder eine Schüssel geben. Eine Schicht Mangowürfel über den Chia-Pudding geben. Mit dem restlichen Chia-Pudding bedecken. Mit einer weiteren Schicht Mangowürfel und einer Schicht ungesüßter Kokosraspeln abschließen.

Servieren: Servieren Sie den Chia-Pudding gekühlt, am besten über Nacht, damit er seine beste Konsistenz erhält.

Servieren und Aufbewahren:

- Dieses Rezept ergibt 1-2 Portionen, je nach Portionsgröße.
- Der Chia-Pudding kann bis zu 5 Tage im Kühlschrank aufbewahrt werden. Er eignet sich hervorragend für ein schnelles und gesundes Frühstück oder einen Snack im Voraus.

Tipps zur Anpassung:

- Experimentieren Sie mit verschiedenen Früchten wie Beeren, Bananen oder Kiwi, um verschiedene Geschmacksrichtungen zu erzielen, ohne die WW-Punkte wesentlich zu beeinflussen.
- Für zusätzliche Fülle einen Klecks fettfreien griechischen Joghurt darüber geben (WW-Punkte entsprechend anpassen).
- Fügen Sie etwas Zimt oder Muskatnuss hinzu, um eine zusätzliche Geschmacksdimension zu erreichen, ohne WW-Punkte hinzuzufügen.

Vollkornwaffeln mit Joghurt und Erdbeeren

Zutaten für Waffeln:

- Vollkorn-Waffelmischung: 250 ml (WW-Punkte: variiert je nach Marke, etwa 8-10)
- Ei: 1 großes (WW-Punkte: 0)
- Fettfreie Milch oder Mandelmilch: 170 gr (WW-Punkte: 2 für fettfreie Milch)
- Ungesüßtes Apfelmus oder zerdrückte Banane: 60 gr (WW-Punkte: 0 für Apfelmus, 0 für Banane)
- Vanilleextrakt: 1 Teelöffel (WW-Punkte: 0)

Zutaten für den Belag:

- Fettfreier griechischer Joghurt: 250 ml (WW-Punkte: 0)
- Frische Erdbeeren, in Scheiben geschnitten: 250 ml (WW-Punkte: 0)
- Optional: Honig oder reiner Ahornsirup zum Beträufeln (WW-Punkte: 3 pro Esslöffel)

Nährwertangaben (pro Portion, einschließlich Belag):

Kalorien: Ca. 350-400 Eiweiß: 15 g Ballaststoffe: 6 g Fett: 5 g Kohlenhydrate: 65 g Zucker: Natürlicher Zucker aus Früchten und wahlweise Honig/Apfelsirup WW-Punkte insgesamt: 10-13 pro Portion (variiert je nach Waffelmischung und Milchauswahl)

Kochzeit:

- Zubereitungszeit: 10 Minuten
- Zubereitungszeit: 5-10 Minuten
- Gesamtzeit: 15-20 Minuten

Anweisungen:

Den Waffelteig zubereiten: In einer großen Rührschüssel den Vollkornwaffelteig, das Ei, die Milch, das ungesüßte Apfelmus (oder die zerdrückte Banane) und den Vanilleextrakt vermischen. Verquirlen, bis der Teig glatt und gut vermischt ist. Lassen Sie den Teig ein paar Minuten ruhen, damit er etwas eindickt.

Die Waffeln zubereiten: Heizen Sie Ihr Waffeleisen nach den Anweisungen des Herstellers vor. Sobald es aufgeheizt ist, bestreichen Sie das Waffeleisen leicht mit Antihaft-Kochspray oder einer kleinen Menge Öl. Gießen Sie die entsprechende Menge Teig in das Waffeleisen (in der Regel etwa ¼ bis 120 gr, je nach Größe des Eisens). Schließen Sie den Deckel und backen Sie die Waffeln, bis sie goldbraun und knusprig sind, in der Regel etwa 4-5 Minuten. Nehmen Sie die Waffel vorsichtig heraus und wiederholen Sie den Vorgang mit dem restlichen Teig.

Den Belag vorbereiten: Waschen Sie die Erdbeeren und schneiden Sie sie in Scheiben. Den griechischen Joghurt abmessen.

Das Gericht zusammenstellen: Eine gebackene Waffel auf einen Teller legen. Auf jede Waffel einen großzügigen Klecks fettfreien griechischen Joghurt geben. Die in Scheiben geschnittenen Erdbeeren auf dem Joghurt anrichten. Optional können Sie etwas Honig oder Ahornsirup über die Waffeln träufeln, um sie zu süßen.

Servieren: Die Vollkornwaffeln sofort warm mit dem cremigen Joghurt und den frischen Erdbeeren servieren.

Portionierung und Lagerung: Dieses Rezept ergibt in der Regel etwa 2-4 Waffeln, je nach Größe des Waffeleisens. Bewahren Sie übrig gebliebene Waffeln in einem luftdichten Behälter im Kühlschrank bis zu 3 Tage auf oder frieren Sie sie ein, um sie länger aufzubewahren. Für die beste Konsistenz im Toaster oder im Ofen aufwärmen.

Protein-Smoothie mit Banane und Erdnussbutter

Zutaten:

- Reife Banane: 1 mittelgroße (WW-Punkte: 0)
- Ungesüßte Mandelmilch: 250 ml (WW-Punkte: 1)
- Erdnussbutter, ungesüßt: 2 Esslöffel (WW-Punkte: 6)
- Proteinpulver (Molke oder auf pflanzlicher Basis): 1 Messlöffel (WW-Punkte: variiert je nach Marke, etwa 2-3)
- Eiswürfel: 120 gr (WW-Punkte: 0)
- Vanilleextrakt: ½ Teelöffel (WW-Punkte: 0)
- Optional: Kakaopulver, ungesüßt, 1 Esslöffel (WW-Punkte: 1)

Nährwertangaben (pro Portion):

Kalorien: Ca. 300-350 Eiweiß: 20-25 g (variiert mit Eiweißpulver) Ballaststoffe: 3 g Fett: 10 g Kohlenhydrate: 35 g Zucker: Natürlicher Zucker aus der Banane WW-Punkte insgesamt: 9-11 pro Portion (variiert je nach Proteinpulver und optionalen Zutaten)

Kochzeit:

- Zubereitungszeit: 5 Minuten
- Gesamtzeit: 5 Minuten

Anweisungen:

Den Smoothie mixen: Schälen Sie die reife Banane und brechen Sie sie in kleine Stücke. Geben Sie die Bananenstücke in einen Mixer. Geben Sie die ungesüßte Mandelmilch in den Mixer. Dies ist die flüssige Basis für Ihren Smoothie. Geben Sie die Erdnussbutter mit einem Löffel hinein. Verwenden Sie cremige Erdnussbutter, um die Mischung geschmeidiger zu machen. Fügen Sie einen Messlöffel Ihres bevorzugten Proteinpulvers hinzu. Die Geschmacksrichtung kann Vanille, Schokolade oder geschmacksneutral sein, je nachdem, was Sie bevorzugen. Wenn Sie Kakaopulver verwenden, fügen Sie es jetzt hinzu, um einen schokoladigen Geschmack zu erzielen. Fügen Sie den Vanilleextrakt für einen Hauch von Süße und Geschmack hinzu.fügen Sie die Eiswürfel hinzu, um Ihrem Smoothie eine gekühlte und dicke Konsistenz zu verleihen.pürieren Sie alle Zutaten auf höchster Stufe, bis sie glatt und cremig sind. Achten Sie darauf, dass die Erdnussbutter und die Banane gründlich vermischt sind und das Proteinpulver gut eingearbeitet ist.

Servieren: Gießen Sie den Smoothie in ein großes Glas und servieren Sie ihn sofort, um den besten Geschmack und die beste Konsistenz zu erhalten.

Tipps zur Anpassung:

- Fügen Sie eine Handvoll Spinat oder Grünkohl hinzu, um zusätzliche Nährstoffe zu erhalten, ohne die WW-Punktezahl wesentlich zu beeinflussen.
- Für zusätzliche Ballaststoffe und Omega-3-Fettsäuren können Sie einen Esslöffel Chiasamen oder gemahlene Leinsamen einstreuen (WW-Punkte entsprechend anpassen).
- Wenn Sie einen süßeren Smoothie bevorzugen, können Sie einen natürlichen Süßstoff wie Stevia hinzufügen, der normalerweise keine WW-Punkte hat.

Dieser Protein-Smoothie mit Banane und Erdnussbutter ist eine fantastische Wahl für ein sättigendes und nahrhaftes Frühstück oder einen Snack nach dem Training. Er ist perfekt auf das Weight Watchers Programm abgestimmt und bietet eine ausgewogene Mischung aus Eiweiß, gesunden Fetten und natürlicher Süße.

Omelett mit Spinat, Paprika und Feta

Zutaten:

- Eier: 3 große (WW-Punkte: 0)
- Frischer Spinat: 250 ml, gehackt (WW-Punkte: 0)
- Paprika (beliebige Farbe): ½, gewürfelt (WW-Punkte: 0)
- Feta-Käse, zerbröckelt: 60 gr (WW-Punkte: 3)
- Olivenöl oder Kochspray: 1 Teelöffel (für die Pfanne) (WW-Punkte: 1)
- Salz und Pfeffer nach Geschmack (WW-Punkte: 0)
- Optional: Frische Kräuter wie Basilikum oder Oregano zum Garnieren (WW-Punkte: 0)

Nährwertangaben (pro Portion):

Kalorien: Ca. 250 Eiweiß: 20 g Ballaststoffe: 2 g Fett: 18 g Kohlenhydrate: 6 g Zucker: Natürlicher Zucker aus Gemüse WW-Punkte insgesamt: 4 pro Portion

Kochzeit:

- Zubereitungszeit: 5 Minuten
- Zubereitungszeit: 10 Minuten
- Gesamtzeit: 15 Minuten

Anweisungen:

Die Zutaten vorbereiten: Den Spinat und die Paprika waschen. Den Spinat hacken und die Paprika in Würfel schneiden. Den Fetakäse zerbröckeln und beiseite stellen. In einer Schüssel die Eier gut verquirlen. Mit Salz und Pfeffer würzen.

Das Omelett zubereiten: Erhitzen Sie eine antihaftbeschichtete Pfanne bei mittlerer Hitze. Olivenöl oder eine leichte Schicht Kochspray hinzugeben. Die gewürfelte Paprika 2-3 Minuten lang anbraten, bis sie leicht weich wird. Den gehackten Spinat hinzufügen und kochen, bis er verwelkt, etwa 1-2 Minuten. Die verquirlten Eier über das Gemüse in der Pfanne gießen. Kippen Sie die Pfanne, um die Eier gleichmäßig zu verteilen. Die Eier einige Minuten lang ungestört kochen lassen, bis sie an den Rändern zu stocken beginnen. Den zerbröckelten Feta-Käse über eine Hälfte des Omeletts streuen. Sobald die Eier fast fest sind, falten Sie das Omelett mit einem Spatel vorsichtig in die Hälfte, so dass der Käse bedeckt ist. Noch ein oder zwei Minuten weitergaren, bis der Käse leicht geschmolzen ist und die Eier nach Ihrem Geschmack gekocht sind.

Das Omelett servieren: Das Omelett vorsichtig auf einen Teller gleiten lassen. Optional: Garnieren Sie das Omelett mit frischen Kräutern wie gehacktem Basilikum oder Oregano für zusätzlichen Geschmack und einen Hauch von Farbe.

Servieren und Aufbewahren:

- Das Omelett sofort servieren, solange es noch warm ist und der Käse geschmolzen ist.
- Dieses Rezept ist für eine Person gedacht, kann aber leicht verdoppelt oder für mehr Portionen angepasst werden.
- Omeletts werden am besten frisch zubereitet und eignen sich nicht zum Aufbewahren oder Aufwärmen.

Tipps zur Anpassung:

- Fügen Sie andere Gemüsesorten wie Champignons, Zwiebeln oder Tomaten hinzu, um mehr Geschmack und Nährstoffe zu erhalten, ohne viele WW-Punkte hinzuzufügen.
- Für zusätzliches Eiweiß können Sie gekochte Hühner- oder Putenbrustwürfel verwenden (beachten Sie die zusätzlichen WW-Punkte).

Quinoa-Bowl mit Joghurt und Birnen (Weight Watchers freundlich)

Zutaten:

- Quinoa: 120 gr ungekocht (WW-Punkte: 3)
- Wasser: 250 ml (zum Kochen von Quinoa) (WW-Punkte: 0)
- Fettfreier griechischer Joghurt: 250 ml (WW-Punkte: 0)
- Reife Birne, gewürfelt: 1 mittelgroß (WW-Punkte: 0)
- Zimt: ½ Teelöffel (WW-Punkte: 0)
- Honig oder reiner Ahornsirup (optional): 1 Esslöffel (WW-Punkte: 3)
- Gehackte Nüsse (wie Walnüsse oder Mandeln, optional): 2 Esslöffel (WW-Punkte: 3)

Nährwertangaben (pro Portion):

Kalorien: Ca. 350-400 Eiweiß: 15 g Ballaststoffe: 6 g Fett: 5 g (variiert mit Nüssen) Kohlenhydrate: 65 g Zucker: Natürlicher Zucker aus Birne und wahlweise Honig/Ahornsirup WW-Punkte insgesamt: 6-9 pro Portion (variiert je nach Süßungsmittel und Nüssen)

Kochzeit:

- Zubereitungszeit: 5 Minuten
- Zubereitungszeit: 15 Minuten (für Quinoa)
- Gesamtzeit: 20 Minuten

Anweisungen:

Quinoa zubereiten: Die Quinoa unter kaltem Wasser abspülen, damit sie nicht zu bitter wird. In einem kleinen Topf die gespülte Quinoa mit 250 ml Wasser vermischen. Zum Kochen bringen. Die Hitze reduzieren und die Quinoa zugedeckt etwa 15 Minuten köcheln lassen, bis sie weich ist und das Wasser aufgesogen wurde. Vom Herd nehmen und zugedeckt 5 Minuten stehen lassen. Mit einer Gabel auflockern.

Die Birne vorbereiten: Waschen Sie die Birne und schneiden Sie sie in kleine, mundgerechte Stücke. Zimt über die gewürfelte Birne streuen und gut vermischen.

Die Quinoa-Schale zusammenstellen: Die gekochte Quinoa in eine Servierschüssel geben. Eine Tasse fettfreien griechischen Joghurt über die Quinoa geben. Die mit Zimt gewürzten Birnenstücke über dem Joghurt anrichten. Wenn Sie möchten, können Sie Honig oder Ahornsirup darüber träufeln, um das Ganze zu süßen. Optional können gehackte Nüsse über die Schüssel gestreut werden, um sie knackiger und nahrhafter zu machen.

Servieren: Servieren Sie die Quinoa-Bowl sofort, um eine frische und sättigende Mahlzeit zu erhalten.

Portionierung und Lagerung: Dieses Rezept ist für eine Person geeignet, kann aber leicht für weitere Portionen vervielfältigt werden. Die gekochte Quinoa kann bis zu 5 Tage im Kühlschrank aufbewahrt und je nach Bedarf verwendet werden. Für den besten Geschmack und die beste Konsistenz die Schüssel frisch anrichten.

Tipps zur Anpassung:

- Fügen Sie Chiasamen oder Leinsamen hinzu, um zusätzliche Ballaststoffe und Omega-3-Fettsäuren zu erhalten (WW-Punkte entsprechend anpassen).
- Experimentieren Sie zur Abwechslung mit verschiedenen Früchten wie Äpfeln, Bananen oder Beeren.
- Für einen zusätzlichen Eiweißschub mischen Sie Eiweißpulver unter den Joghurt (achten Sie auf die zusätzlichen WW-Punkte).

Diese Quinoa-Bowl mit Joghurt und Birnen ist ein köstliches und nahrhaftes Gericht, das sich nahtlos in das Weight Watchers Programm einfügt. Sie kombiniert die gesunden Inhaltsstoffe von Quinoa mit cremigem griechischem Joghurt und süßen, gewürzten Birnen und ist damit eine ausgewogene Mahlzeit, die sich perfekt für das Frühstück oder ein leichtes Mittagessen eignet.

Gebackene Mini-Frittatas mit Zucchini und getrockneten Tomaten

Zutaten:

- Eier: 6 große (WW-Punkte: 0)
- Zucchini: 1 mittelgroß, gerieben (WW-Punkte: 0)
- Sonnengetrocknete Tomaten (nicht in Öl), gehackt: 60 gr (WW-Punkte: 1)
- Feta-Käse, zerbröckelt: 70 gr (WW Punkte: 4)
- Magermilch: 60 gr (WW-Punkte: 1)
- Salz und Pfeffer nach Geschmack (WW-Punkte: 0)
- Kochspray oder Olivenöl: zum Einfetten der Muffinform (WW-Punkte: 1)
- Optional: Frische Kräuter (wie Basilikum oder Petersilie), gehackt zum Garnieren (WW-Punkte: 0)

Nährwertangaben (pro Mini-Frittata, Rezept ergibt 12 Stück):

Kalorien: Ca. 70-80 Eiweiß: 6 g Ballaststoffe: 1 g Fett: 4 g Kohlenhydrate: 2 g Zucker: Natürlicher Zucker aus Gemüse WW-Punkte insgesamt: 1 pro Mini-Frittata

Kochzeit:

- Zubereitungszeit: 10 Minuten
- Zubereitungszeit: 20 Minuten
- Gesamtzeit: 30 Minuten

Anweisungen:

Die Zutaten vorbereiten: Den Ofen auf 190°C (375°F) vorheizen. Ein Muffinblech mit 12 Förmchen mit Kochspray oder etwas Olivenöl leicht einfetten. Waschen und raspeln Sie die Zucchini. Überschüssige Feuchtigkeit mit einem sauberen Küchentuch oder Papiertuch ausdrücken. Die sonnengetrockneten Tomaten in kleine Stücke hacken. In einer großen Schüssel die Eier mit Magermilch, Salz und Pfeffer verquirlen.

Zusammensetzen der Mini-Frittatas: Die geriebenen Zucchini und die gehackten sonnengetrockneten Tomaten gleichmäßig auf die Muffinförmchen verteilen. Den zerbröckelten Feta-Käse in jede Form streuen. Die Eimischung über die Zucchini, die Tomaten und den Feta in jedes Muffinförmchen gießen, so dass jedes zu etwa zwei Dritteln gefüllt ist.

Backen der Mini-Frittatas: Die Muffinform in den vorgeheizten Ofen stellen. 20 Minuten backen, oder bis die Mini-Frittatas fest und oben leicht golden sind. Aus dem Ofen nehmen und ein paar Minuten in der Form abkühlen lassen. Mit einem Messer an den Rändern jedes Bechers entlangfahren und die Mini-Frittatas vorsichtig herausnehmen.

Servieren: Die Mini-Frittatas warm servieren und nach Belieben mit gehackten frischen Kräutern garnieren.

Servieren und Aufbewahren:

- Dieses Rezept ergibt 12 Mini-Frittatas, perfekt für eine größere Gruppe oder für die Zubereitung von Mahlzeiten.
- Reste in einem luftdichten Behälter im Kühlschrank bis zu 4 Tage aufbewahren.
- In der Mikrowelle aufwärmen für einen schnellen und sättigenden Snack oder eine Mahlzeit.

Tipps zur Anpassung:

- Fügen Sie anderes Gemüse wie Spinat, Paprika oder Zwiebeln hinzu, um mehr Geschmack und Nährstoffe zu erhalten, ohne viele WW-Punkte hinzuzufügen.
- Ersetzen Sie den Feta durch einen anderen Käse wie Ziegenkäse oder fettarmen Cheddar und passen Sie die WW-Punkte entsprechend an.
- Geben Sie gekochtes, gehacktes Hühner- oder Putenfleisch für zusätzliche Proteine dazu (beachten Sie die zusätzlichen WW-Punkte).

Toast mit Ricotta und leichter Marmelade

Zutaten:

- Vollkornbrot-Scheiben: 2 (WW-Punkte: 2-3 pro Scheibe, je nach Marke)
- Teilentrahmter Ricotta-Käse: 120 gr (WW-Punkte: 3)
- Helle Konfitüre oder zuckerreduzierte Konfitüre (z. B. Erdbeere oder Himbeere): 2 Esslöffel (WW-Punkte: 1-2, je nach Marke)
- Optional: Frische Beeren (Erdbeeren, Blaubeeren usw.) als Topping (WW-Punkte: 0)
- Optional: Ein wenig Zimt oder frische Minze zum Garnieren (WW-Punkte: 0)

Nährwertangaben (pro Portion):

Kalorien: Ca. 250-300 Eiweiß: 12 g Ballaststoffe: 4 g Fett: 6 g Kohlenhydrate: 40 g Zucker: Einschließlich natürlichem Zucker und zugesetztem Zucker in leichter Marmelade WW-Punkte insgesamt: 6-8 pro Portion (variiert je nach Brot- und Marmeladenauswahl)

Kochzeit:

- Zubereitungszeit: 5 Minuten
- Gesamtzeit: 5 Minuten

Anweisungen:

Das Toastbrot vorbereiten: Toasten Sie die Vollkornbrotscheiben im Toaster oder im Backofen auf die gewünschte Knusprigkeit.

Das Toastbrot zusammensetzen: Verteilen Sie 60 gr teilentrahmten Ricotta-Käse gleichmäßig auf jeder Scheibe getoastetem Brot. Jede Scheibe mit einem Esslöffel heller Marmelade belegen und diese vorsichtig auf dem Ricotta verteilen. Wenn Sie frische Beeren verwenden, geben Sie diese über die Konfitüre, um einen Hauch von Frische und natürlicher Süße zu erhalten. Optional können Sie etwas Zimt darüber streuen oder mit frischen Minzblättern garnieren, um eine aromatische Note zu erhalten.

Servieren: Den Ricotta-Marmeladen-Toast sofort servieren, solange das Brot noch warm und knusprig ist.

Servieren und Aufbewahren: Dieses Rezept ist für eine Person geeignet, kann aber leicht für mehrere Portionen angepasst werden. Es schmeckt am besten frisch und sollte nicht aufbewahrt werden, da der Toast sonst matschig wird.

Tipps zur Anpassung:

- Experimentieren Sie mit verschiedenen Sorten leichter Marmelade, wie Aprikose, Brombeere oder Pfirsich, um den Geschmack zu variieren.
- Für eine bessere Konsistenz können Sie einige gehackte Nüsse wie Mandeln oder Walnüsse darüber streuen (WW-Punkte entsprechend anpassen).
- Ricotta kann durch leichten Frischkäse oder Hüttenkäse ersetzt werden, wobei zu beachten ist, dass sich die
- WW-Punkte.

Dieser Toast mit Ricotta und leichter Marmelade ist eine einfache, köstliche und Weight Watchers-freundliche Frühstücks- oder Snackoption. Er kombiniert die cremige Textur von Ricotta mit der Süße von leichter Marmelade, alles serviert auf einer herzhaften Scheibe Vollkorntoast. Dieses einfach zuzubereitende Gericht ist nicht nur köstlich, sondern entspricht auch den WW-Punkten und ist damit eine gute Wahl für eine sättigende und nahrhafte Mahlzeit. Genießen Sie dieses vielseitige und schmackhafte Toastbrot, das schnell zubereitet ist und sich perfekt für einen geschäftigen Morgen oder einen gemütlichen Brunch eignet!

Vollkorn-Crepes mit Ricotta und Honig

Zutaten für Crepes:

- Weizenvollkornmehl: 250 ml (WW-Punkte: 11)
- Ei: 1 großes (WW-Punkte: 0)
- Magermilch: 370 ml (WW-Punkte: 3)
- Wasser: 60 gr (WW-Punkte: 0)
- Olivenöl: 1 Esslöffel (für den Teig) (WW-Punkte: 4)
- Salz: Eine Prise (WW-Punkte: 0)
- Kochspray oder ein wenig Olivenöl zum Kochen (WW-Punkte: 1)

Zutaten für die Füllung:

- Teilentrahmter Ricotta-Käse: 250 ml (WW-Punkte: 6)
- Honig: 2 Esslöffel (WW-Punkte: 6)
- Optional: Frische Beeren oder in Scheiben geschnittenes Obst als Topping (WW-Punkte: 0)

Nährwertangaben (pro Crêpe, Rezept ergibt 8 Crêpes):

Kalorien: Ca. 150-200 Eiweiß: 6 g Ballaststoffe: 2 g Fett: 6 g Kohlenhydrate: 20 g Zucker: Enthält natürlichen Zucker und Honig WW-Punkte insgesamt: 4 pro Crêpe (einschließlich Füllung)

Kochzeit:

- Zubereitungszeit: 10 Minuten
- Zubereitungszeit: 15 Minuten
- Gesamtzeit: 25 Minuten

Anweisungen:

Den Kreppteig zubereiten: In einer großen Schüssel das Weizenvollkornmehl und eine Prise Salz verquirlen. In der Mitte eine Vertiefung machen und das Ei hineinschlagen. Das Olivenöl hinzugeben. Nach und nach die Magermilch und das Wasser unter ständigem Rühren einfließen lassen, bis ein glatter Teig entsteht. Den Teig ein paar Minuten ruhen lassen, damit das Mehl die Flüssigkeit aufnehmen kann.

Zubereiten der Crepes: Erhitzen Sie eine antihaftbeschichtete Pfanne oder Crêpe-Pfanne bei mittlerer Hitze. Leicht mit Kochspray oder ein wenig Olivenöl bestreichen. Etwa 60 gr Teig in die Mitte der Pfanne gießen und sie kippen, um den Teig dünn auf dem Boden zu verteilen. 1-2 Minuten backen, bis die Unterseite des Crêpes leicht goldbraun ist. Wenden und die andere Seite eine weitere Minute lang backen. Den Crêpe herausnehmen und den Vorgang mit dem restlichen Teig wiederholen. Die gebackenen Crêpes auf einem Teller stapeln.

Die Füllung vorbereiten: In einer Schüssel den teilentrahmten Ricotta-Käse mit einem Esslöffel Honig vermischen, um eine leichte Süße zu erzielen.

Zusammensetzen der Crêpes: Legen Sie einen Crêpe flach auf einen Teller. Eine Portion der Ricotta-Honig-Mischung auf der Hälfte des Crêpes verteilen. Den Crêpe in der Hälfte über die Füllung falten, dann erneut falten, um ein Dreieck zu bilden, oder ihn einfach aufrollen. Beträufeln Sie den Crêpe oben mit etwas Honig.

Servieren: Servieren Sie die Vollkorn-Crepes warm mit der süßen Ricotta-Füllung und einem Spritzer Honig.

Servieren und Aufbewahren: Dieses Rezept ergibt etwa 8 Crêpes, ideal zum Teilen oder Aufbewahren. Bewahren Sie übrig gebliebene Crêpes bis zu 2 Tage lang fest verschlossen im Kühlschrank auf. Vor dem Servieren in einer Pfanne oder in der Mikrowelle aufwärmen.

Tipps zum Anpassen: Die Ricotta-Füllung mit etwas Zimt oder Zitronenschale verfeinern, um den Geschmack zu verbessern. Belegen Sie die Crêpes mit frischen Beeren, Bananenscheiben oder Nüssen für zusätzliche Textur und Nährstoffe (passen Sie die WW-Punkte entsprechend an). Für eine schokoladige Note fügen Sie eine kleine Menge Kakaopulver zur Ricotta-Mischung hinzu (denken Sie daran, die WW-Punkte anzupassen).

Obstsalat mit Joghurt und Walnüssen

Zutaten für Obstsalat:

- Gemischtes frisches Obst (z. B. Erdbeeren, Heidelbeeren, Kiwi, Äpfel, Weintrauben): 730 mln (WW-Punkte: 0)
- Zitronensaft: 1 Esslöffel (WW-Punkte: 0)
- Frische Minzblätter, gehackt: 1 Esslöffel (optional) (WW-Punkte: 0)

Zutaten für den Belag:

- Fettfreier griechischer Joghurt: 250 ml (WW-Punkte: 0)
- Walnüsse, gehackt: 60 gr (WW-Punkte: 4)
- Honig oder reiner Ahornsirup (optional): 1 Esslöffel (WW-Punkte: 3)

Nährwertangaben (pro Portion, Rezept ergibt 4 Portionen):

Kalorien: Ca. 150-200 Eiweiß: 6 g Ballaststoffe: 3 g Fett: 5 g Kohlenhydrate: 25 g Zucker: Natürlicher Zucker aus Früchten und optional Honig/Ahornsirup WW-Punkte insgesamt: 2 pro Portion (einschließlich Joghurt und Walnüsse)

Kochzeit:

- Zubereitungszeit: 10 Minuten
- Gesamtzeit: 10 Minuten

Anweisungen:

Zubereitung des Obstsalats: Waschen und bereiten Sie die Früchte vor. Erdbeeren schälen und in Scheiben schneiden, Kiwis schälen und in Würfel schneiden, Äpfel würfeln und Trauben halbieren, falls sie groß sind. Mischen Sie alle geschnittenen Früchte in einer großen Schüssel. Pressen Sie frischen Zitronensaft über die Früchte. Das sorgt nicht nur für einen pikanten Geschmack, sondern hilft auch, das Obst frisch zu halten. Bei Bedarf können Sie die Früchte mit gehackten Minzblättern bestreuen, um einen erfrischenden Geschmack zu erzielen. Schwenken Sie die Früchte vorsichtig, um den Zitronensaft und die Minze gleichmäßig zu verteilen.

Den Belag vorbereiten: Die Walnüsse grob hacken und beiseite stellen. Wenn Sie Honig oder Ahornsirup verwenden, träufeln Sie ihn über den griechischen Joghurt und rühren Sie ihn um. Dieser Schritt ist optional, je nachdem, welche Süße Sie bevorzugen.

Das Gericht zusammenstellen: Den Obstsalat in Servierschalen verteilen. Auf jede Schale einen großzügigen Klecks des gesüßten oder normalen griechischen Joghurts geben. Die gehackten Walnüsse über den Joghurt streuen.

Servieren: Den Obstsalat sofort servieren, eventuell mit einem Zweig Minze garnieren.

Servieren und Aufbewahren: Dieses Rezept ist für vier Personen geeignet, kann aber leicht für mehr Personen angepasst werden. Am besten ist es, den Obstsalat frisch zu genießen. Reste können jedoch bis zu einem Tag im Kühlschrank aufbewahrt werden. Beachten Sie, dass aus den Früchten beim Stehen Saft austreten kann.

Tipps zum Anpassen: Verwenden Sie Obst der Saison, um den besten Geschmack und die größte Vielfalt zu erzielen. Im Herbst können Sie Birnen oder Orangen verwenden, im Sommer Pfirsiche oder Kirschen. Für zusätzliche Knackigkeit streuen Sie einen Esslöffel Chiasamen oder Leinsamen über den Salat (WW-Punkte entsprechend anpassen). Tauschen Sie Walnüsse gegen Mandeln, Pekannüsse oder andere Nüsse Ihrer Wahl aus, wobei Sie die Änderung der WW-Punkte berücksichtigen sollten.

Brauner Reispudding mit Zimt (Weight Watchers Friendly)

Zutaten:

- Gekochter brauner Reis: 250 ml (WW-Punkte: 6)
- Magermilch oder Mandelmilch: 500 mln (WW-Punkte: 3 für Magermilch, 2 für Mandelmilch)
- Zimt: 1 Teelöffel (WW-Punkte: 0)
- Vanilleextrakt: 1 Teelöffel (WW-Punkte: 0)
- Süßungsmittel nach Wahl (wie Stevia oder Zuckerersatz): nach Geschmack (WW-Punkte: 0 für Stevia, unterschiedlich für andere Süßungsmittel)
- Rosinen oder getrocknete Cranberries (optional): 60 gr (WW-Punkte: 5)
- Salz: Eine Prise (WW-Punkte: 0)

Nährwertangaben (pro Portion, Rezept ergibt 4 Portionen):

Kalorien: Ca. 150-200 Eiweiß: 5 g Ballaststoffe: 2 g Fett: 1 g Kohlenhydrate: 35 g Zucker: Natürlicher Zucker aus Milch und optional Rosinen WW-Punkte insgesamt: 4 pro Portion (ohne Rosinen, mit entrahmter Milch)

Kochzeit:

- Zubereitungszeit: 5 Minuten
- Zubereitungszeit: 25 Minuten
- Gesamtzeit: 30 Minuten

Anweisungen:

Zubereitung des Milchreises: In einem mittelgroßen Topf den gekochten braunen Reis und die Milch vermengen. Bei mittlerer Hitze zum Köcheln bringen. Die Hitze auf niedrige Stufe reduzieren und Zimt, Vanilleextrakt und eine Prise Salz hinzufügen. Gut umrühren. Wenn Sie einen Süßstoff verwenden, fügen Sie ihn nach Ihrem Geschmack hinzu. Regelmäßig umrühren, um ein Verkleben zu vermeiden. Wenn Sie Rosinen oder getrocknete Cranberries hinzufügen möchten, mischen Sie diese jetzt unter. Auf kleiner Flamme unter gelegentlichem Rühren etwa 20-25 Minuten kochen, bis die Masse zu einer cremigen Puddingkonsistenz eindickt.

Fertigstellung des Puddings: Sobald der Pudding eingedickt ist, von der Kochstelle nehmen. Abschmecken und die Süße oder den Zimt nach Belieben anpassen.

Servieren:

- Servieren Sie den braunen Milchreis je nach Belieben warm oder gekühlt.
- Ein warmer, wohliger Genuss, der sofort genossen werden kann.
- Für ein gekühltes Dessert lassen Sie den Pudding abkühlen und stellen ihn vor dem Servieren ein paar Stunden in den Kühlschrank.

Servieren und Aufbewahren:

- Dieses Rezept ist für vier Personen geeignet. Die Portionsgröße kann entsprechend der WW-Punktevergabe angepasst werden.
- Reste in einem luftdicht verschlossenen Behälter im Kühlschrank bis zu 3 Tage aufbewahren.

Tipps zur Anpassung:

- Für zusätzliche Cremigkeit einen Klecks fettfreien griechischen Joghurt untermischen (WW-Punkte entsprechend anpassen).
- Frische Beeren, Bananenscheiben oder etwas Muskatnuss sorgen für zusätzlichen Geschmack, ohne dass sich die WW-Punktezahl wesentlich ändert.

Frühstücksburrito mit Ei und schwarzen Bohnen

Zutaten:

- Vollkorntortillas: 2 mittlere (WW-Punkte: 3 pro Tortilla, je nach Marke)
- Eier: 4 große (WW-Punkte: 0)
- Schwarze Bohnen aus der Dose, abgespült und abgetropft: 120 gr (WW-Punkte: 3)
- Fettreduzierter geschredderter Cheddar-Käse: 60 gr (WW-Punkte: 3)
- Salsa: 60 gr (WW-Punkte: 0)
- Frischer Spinat: 250 ml (WW-Punkte: 0)
- Olivenöl oder Kochspray zum Kochen der Eier (WW-Punkte: 1 für Olivenöl)
- Salz und Pfeffer nach Geschmack (WW-Punkte: 0)
- Optional: Avocadoscheiben oder leichte saure Sahne als Topping (WW-Punkte: zusätzlich, je nach Menge)

Nährwertangaben (pro Burrito):

Kalorien: Ca. 350-400 Eiweiß: 20 g Ballaststoffe: 6 g Fett: 15 g (variiert je nach Belag) Kohlenhydrate: 35 g Zucker: Gering, aus natürlichen Quellen WW-Punkte insgesamt: 10 pro Burrito (ohne optionale Beläge)

Kochzeit:

- Zubereitungszeit: 10 Minuten
- Zubereitungszeit: 10 Minuten
- Gesamtzeit: 20 Minuten

Anweisungen:

Die Füllung vorbereiten: In einer antihaftbeschichteten Pfanne ein wenig Olivenöl oder Kochspray bei mittlerer Hitze erhitzen. Die Eier in einer Schüssel aufschlagen und mit Salz und Pfeffer würzen. In die Pfanne geben und verrühren, bis sie durchgebraten sind. Die schwarzen Bohnen in einem kleinen Topf oder in der Mikrowelle erwärmen und beiseite stellen. Den Spinat abspülen und gegebenenfalls hacken.

Zusammensetzen der Burritos: Legen Sie die Vollkorntortillas flach auf eine saubere Unterlage. Das Rührei auf die beiden Tortillas verteilen und in der Mitte platzieren. Jeweils die Hälfte der schwarzen Bohnen, den geriebenen Cheddar-Käse und die Salsa darüber geben. Geben Sie eine Handvoll frischen Spinat auf jeden Burrito.

Die Burritos aufrollen: Falten Sie die Seiten der Tortilla über die Füllung und rollen Sie sie dann von unten her auf, wobei Sie die Füllung nach und nach einschlagen. Falls gewünscht, die aufgerollten Burritos in einer trockenen Pfanne auf jeder Seite eine Minute lang grillen oder erwärmen, damit die Tortilla knusprig wird und der Käse schmilzt.

Servieren: Servieren Sie die Frühstücksburritos sofort und garnieren Sie sie nach Wunsch mit Avocadoscheiben oder einem Klecks leichter saurer Sahne (denken Sie daran, die WW-Punkte für diese Garnierungen anzupassen).

Servieren und Aufbewahren: Dieses Rezept ist für zwei Personen geeignet. Es kann leicht verdoppelt oder für mehr Portionen angepasst werden. Wenn Reste übrig bleiben, die Burritos in Folie wickeln und bis zu 2 Tage im Kühlschrank aufbewahren. Vor dem Verzehr in der Mikrowelle oder im Ofen aufwärmen.

Tipps zum Anpassen: Fügen Sie der Eimischung gehackte Paprika, Zwiebeln oder Tomaten hinzu, um den Geschmack und die Nährstoffe zu erhöhen, ohne die WW-Punkte wesentlich zu verändern. Für einen pikanten Kick können Sie gehackte Jalapeños oder einen Schuss scharfe Soße in die Füllung geben. Ersetzen Sie Cheddar durch einen anderen fettreduzierten Käse wie Mozzarella oder Pepper Jack und passen Sie die WW-Punkte entsprechend an.

Acai Bowl mit Müsli und frischem Obst

Zutaten:

- Acai-Püree, gefroren: 2 Päckchen (WW-Punkte: 0)
- Banane, in Scheiben geschnitten: 1 mittelgroß (WW-Punkte: 0)
- Frische gemischte Beeren (wie Erdbeeren, Heidelbeeren, Himbeeren): 250 ml (WW-Punkte: 0)
- Ungesüßte Mandelmilch: 120 gr (WW-Punkte: 1)
- Müsli, fettarm: 60 gr (WW-Punkte: 3)
- Ungesüßte Kokosraspeln: 1 Esslöffel (WW-Punkte: 1)
- Optionaler Belag: Chiasamen, gehobelte Mandeln, Honig (WW-Punkte entsprechend anpassen)

Nährwertangaben (pro Portion, ohne optionale Toppings):

Kalorien: Ca. 250-300 Eiweiß: 5 g Ballaststoffe: 7 g Fett: 5 g Kohlenhydrate: 45 g Zucker: Natürlich vorkommender Zucker aus Früchten WW-Punkte insgesamt: 5 pro Portion

Kochzeit:

- Zubereitungszeit: 10 Minuten
- Gesamtzeit: 10 Minuten

Anweisungen:

Die Acai-Mischung vorbereiten: Die gefrorenen Acai-Püree-Päckchen einige Sekunden lang unter warmem Wasser auftauen lassen. In einem Mixer das Acai-Püree mit einer halben Banane und ungesüßter Mandelmilch vermischen. Pürieren, bis es glatt und cremig ist. Bei Bedarf etwas mehr Mandelmilch hinzufügen, bis die gewünschte Konsistenz erreicht ist.

Zusammensetzen der Acai-Schale: Die Acai-Mischung in eine Schüssel geben. Die restliche Hälfte der in Scheiben geschnittenen Banane darüber geben. Die frischen gemischten Beeren gleichmäßig über die Acai-Mischung geben. Das Granola darüber streuen, um eine knusprige Textur zu erhalten. Mit ungesüßten Kokosraspeln garnieren.

Optionale Garnierungen: Nach Belieben weitere Zutaten wie Chiasamen oder gehobelte Mandeln hinzufügen. Für zusätzliche Süße mit etwas Honig beträufeln, wobei die WW-Punkte für diese Zusätze angepasst werden müssen.

Servieren: Servieren Sie die Acai-Schale sofort als erfrischendes und nährstoffreiches Frühstück oder Snack.

Portionierung und Lagerung: Dieses Rezept ergibt 1 Portion. Am besten frisch genießen, da die Acai-Mischung zu schmelzen beginnen kann, wenn man sie stehen lässt. Wenn Sie überschüssiges Acai-Püree haben, können Sie es im Gefrierschrank aufbewahren und später verwenden.

Tipps zum Anpassen: Experimentieren Sie mit verschiedenen Früchten wie Kiwi, Mango oder Ananas für Abwechslung. Fügen Sie der Acai-Mischung einen Messlöffel Proteinpulver für einen zusätzlichen Proteinschub hinzu (passen Sie die WW-Punkte entsprechend an). Für eine vegane Variante stellen Sie sicher, dass Ihr Müsli veganfreundlich ist und verwenden Sie Ahornsirup anstelle von Honig.

Diese Acai-Schale mit Müsli und frischen Früchten ist eine wunderbar lebendige und köstliche Art, den Tag zu beginnen. Vollgepackt mit Antioxidantien aus der Acai und einer Fülle von frischen Früchten ist es eine nahrhafte, sättigende und Weight Watchers-freundliche Mahlzeit. Genießen Sie diese einfach zuzubereitende, erfrischende Schale, die perfekt für ein gesundes Frühstück oder einen energiereichen Snack ist!

MITTAGESSEN

Kichererbsensalat mit Tomaten, Gurken und Oliven

Zutaten:

- Kichererbsen aus der Dose, abgespült und abgetropft: 250 ml (WW-Punkte: 0)
- Kirschtomaten, halbiert: 250 ml (WW-Punkte: 0)
- Gurke, gewürfelt: 1 mittelgroß (WW-Punkte: 0)
- Kalamata-Oliven, entkernt und in Scheiben geschnitten: 60 gr (WW-Punkte: 2)
- Rote Zwiebel, fein gehackt: 60 gr (WW-Punkte: 0)
- Feta-Käse, zerbröckelt: 60 gr (WW-Punkte: 3)
- Olivenöl: 1 Esslöffel (für das Dressing) (WW-Punkte: 4)
- Zitronensaft: 2 Esslöffel (WW-Punkte: 0)
- Salz und Pfeffer nach Geschmack (WW-Punkte: 0)
- Optional: Frische Kräuter (wie Petersilie oder Minze), gehackt (WW-Punkte: 0)

Nährwertangaben (pro Portion, Rezept ergibt 2 Portionen):

Kalorien: Ca. 250-300 Eiweiß: 10 g Ballaststoffe: 6 g Fett: 10 g Kohlenhydrate: 30 g Zucker: Natürlicher Zucker aus Gemüse WW-Punkte insgesamt: 9 pro Portion

Zubereitungszeit: Vorbereitungszeit: 10 Minuten Gesamtzeit: 10 Minuten

Anweisungen:

Den Salat zubereiten: In einer großen Schüssel die abgespülten und abgetropften Kichererbsen, die halbierten Kirschtomaten, die gewürfelte Gurke und die fein gehackte rote Zwiebel vermengen. Die in Scheiben geschnittenen Kalamata-Oliven und den zerbröckelten Feta-Käse in die Schüssel geben.

Das Dressing zubereiten: Olivenöl und Zitronensaft in einer kleinen Schüssel oder einem Glas verquirlen. Mit Salz und Pfeffer abschmecken. Bei Bedarf gehackte frische Kräuter wie Petersilie oder Minze unterrühren, um den Geschmack zu verstärken.

Salat und Dressing vermengen: Gießen Sie das Dressing über die Salatmischung und schwenken Sie es vorsichtig, um die Zutaten zu kombinieren und gleichmäßig zu verteilen.

Servieren: Servieren Sie den Kichererbsensalat sofort, oder lassen Sie ihn eine Stunde lang im Kühlschrank abkühlen, um die Aromen zu verstärken.

Servieren und Aufbewahren: Dieses Rezept ergibt 2 Portionen. Die Reste können in einem luftdichten Behälter im Kühlschrank bis zu 2 Tage aufbewahrt werden.

Tipps zur Anpassung:

- Ein Spritzer Balsamico-Essig oder Rotweinessig sorgt für die nötige Würze.
- Gehackte Paprika oder geraspelte Möhren sorgen für zusätzliche Knackigkeit und Farbe.
- Für einen herzhafteren Salat können Sie gegrilltes Hähnchen oder Thunfisch hinzufügen (WW-Punkte entsprechend anpassen).

Gemüse-Graupensuppe

Zutaten:

- Perlgraupen: 120 gr (WW-Punkte: 5)
- Natriumarme Gemüsebrühe: 900 ml (WW-Punkte: 1)
- Karotten, gewürfelt: 250 ml (WW-Punkte: 0)
- Sellerie, gewürfelt: 250 ml (WW-Punkte: 0)
- Zwiebel, gehackt: 1 mittelgroß (WW-Punkte: 0)
- Knoblauchzehen, gehackt: 2 (WW-Punkte: 0)
- Gewürfelte Tomaten aus der Dose: 1 Dose (14,5 Unzen) (WW-Punkte: 0)
- Gefrorene grüne Bohnen: 250 ml (WW-Punkte: 0)
- Zucchini, gewürfelt: 250 ml (WW-Punkte: 0)
- Salz und Pfeffer nach Geschmack (WW-Punkte: 0)
- Olivenöl: 1 Esslöffel (zum Anbraten) (WW-Punkte: 4)
- Optional: Frische Kräuter (wie Petersilie oder Thymian), Lorbeerblatt (WW-Punkte: 0)

Nährwertangaben (pro Portion, Rezept ergibt 4 Portionen):

Kalorien: Ca. 150-200 Eiweiß: 5 g Ballaststoffe: 6 gFett: 3 g Kohlenhydrate: 30 g Zucker: Natürlicher Zucker aus Gemüse WW-Punkte insgesamt: 3 pro Portion

Kochzeit:

- Zubereitungszeit: 15 Minuten
- Zubereitungszeit: 35 Minuten
- Gesamtzeit: 50 Minuten

Anweisungen:

Die Suppenbasis vorbereiten: In einem großen Topf das Olivenöl bei mittlerer Hitze erhitzen. Gehackte Zwiebeln, Karotten und Staudensellerie hinzufügen. 5 Minuten lang anbraten, bis das Gemüse weich zu werden beginnt. Gehackten Knoblauch hinzufügen und eine weitere Minute kochen, bis er duftet.

Die Suppe kochen: Spülen Sie die Graupen unter kaltem Wasser ab und geben Sie sie in den Topf. Die natriumarme Gemüsebrühe hinzugeben und die Mischung zum Kochen bringen. Die gewürfelten Tomaten aus der Dose mit ihrem Saft, die gefrorenen grünen Bohnen und die gewürfelten Zucchini hinzufügen. Die Suppe mit Salz, Pfeffer und wahlweise frischen Kräutern oder einem Lorbeerblatt würzen. Die Hitze auf niedrige Stufe reduzieren und die Suppe etwa 30 Minuten köcheln lassen, bis die Gerste weich ist.

Die Suppe fertigstellen: Abschmecken und bei Bedarf nachwürzen. Das Lorbeerblatt entfernen, falls verwendet. Wenn die Suppe zu dick ist, fügen Sie etwas mehr Brühe oder Wasser hinzu, bis die gewünschte Konsistenz erreicht ist.

Servieren: Die Gemüse-Graupensuppe heiß servieren und nach Belieben mit frischen Kräutern garnieren.

Servieren und Aufbewahren: Dieses Rezept ergibt 4 Portionen, perfekt für eine Familienmahlzeit oder die Vorbereitung einer Mahlzeit. Reste in einem luftdichten Behälter im Kühlschrank bis zu 3 Tage aufbewahren oder bis zu 2 Monate einfrieren.

Tipps zum Anpassen: Fügen Sie anderes Gemüse wie Spinat, Grünkohl oder Süßkartoffeln hinzu, um mehr Abwechslung und Nährstoffe zu erhalten. Für zusätzliches Eiweiß können Sie am Ende der Garzeit gekochte Kichererbsen oder Cannellini-Bohnen unterrühren (WW-Punkte entsprechend anpassen). Tauschen Sie Gerste gegen ein anderes Vollkorngetreide wie braunen Reis oder Quinoa aus und achten Sie auf die Änderung der WW-Punkte.

Vollkornsandwich mit Hähnchenbrust und Avocado

Zutaten:

- Vollkornbrot-Scheiben: 2 (WW-Punkte: 2-3 pro Scheibe, je nach Marke)
- Gekochte Hühnerbrust, in Scheiben geschnitten: 3 Unzen (WW-Punkte: 0)
- Avocado, in dünne Scheiben geschnitten: ¼ einer mittleren Avocado (WW-Punkte: 2)
- Kopfsalatblätter: 2 (WW-Punkte: 0)
- Tomatenscheiben: 2-3 (WW-Punkte: 0)
- Senf oder leichte Mayonnaise: 1 Esslöffel (WW-Punkte: 1 für leichte Mayonnaise, 0 für Senf)
- Salz und Pfeffer nach Geschmack (WW-Punkte: 0)
- Optional: Fettreduzierte Käsescheiben oder Sprossen (WW-Punkte entsprechend anpassen)

Nährwertangaben (pro Sandwich):

Kalorien: Ca. 300-350 Eiweiß: 20 g Ballaststoffe: 5 g Fett: 9 g Kohlenhydrate: 35 g Zucker: Gering, aus natürlichen QuellenGesamt-WW-Punkte: 5-6 pro Sandwich (ohne optionale Beläge)

Kochzeit:

- Zubereitungszeit: 10 Minuten
- Gesamtzeit: 10 Minuten

Anweisungen:

Das Sandwich vorbereiten: Toasten Sie die Vollkornbrotscheiben, falls gewünscht, um die Textur zu verbessern. Eine Seite jeder Brotscheibe mit Senf oder leichter Mayonnaise bestreichen. Legen Sie Salatblätter auf eine Brotscheibe. Gekochte Hähnchenbrust in Scheiben geschnitten auf den Salat legen. Tomatenscheiben auf das Hähnchen legen. Dünn geschnittene Avocado über die Tomatenscheiben geben. Nach Belieben mit Salz und Pfeffer würzen. Bei Bedarf Scheiben fettreduzierten Käse oder eine Handvoll Sprossen hinzufügen.

Vervollständigen Sie das Sandwich: Legen Sie die zweite Scheibe Brot mit der Senf- oder Mayonnaiseseite nach unten darauf. Vorsichtig andrücken und das Sandwich in zwei Hälften schneiden, falls gewünscht.

Servieren: Servieren Sie das Vollkornsandwich sofort, um eine frische, sättigende Mahlzeit zu erhalten.

Servieren und Aufbewahren: Dieses Rezept ergibt 1 Sandwich. Es schmeckt am besten frisch, da die Avocado bei Lagerung braun werden kann. Wenn Sie es für später vorbereiten, sollten Sie die Avocado erst kurz vor dem Servieren hinzufügen, damit sie frisch bleibt.

Tipps zur Anpassung:

- Fügen Sie einen Aufstrich aus Hummus oder Pesto für zusätzlichen Geschmack hinzu (passen Sie die WW-Punkte entsprechend an).
- Gurkenscheiben oder Paprikastreifen sorgen für eine knackige Textur, ohne viele WW-Punkte hinzuzufügen.
- Für einen pikanten Kick fügen Sie ein paar Scheiben Jalapeño oder einen Spritzer scharfe Sauce hinzu.

Dieses Vollkornsandwich mit Hähnchenbrust und Avocado ist eine nahrhafte, sättigende und Weight Watchers-freundliche Option für ein schnelles Mittagessen oder ein einfaches Abendessen. Die Kombination aus magerem Eiweiß, gesunden Fetten und Vollkornprodukten ist eine ausgewogene Mahlzeit, die einfach zuzubereiten und köstlich zu essen ist.

Caprese-Salat mit leichtem Mozzarella

Zutaten:

- Leichter Mozzarella-Käse, in Scheiben geschnitten: 4 Unzen (WW-Punkte: 3)
- Frische reife Tomaten, in Scheiben geschnitten: 2 mittelgroße (WW-Punkte: 0)
- Frische Basilikumblätter: 250 ml (WW-Punkte: 0)
- Balsamico-Essig: 2 Esslöffel (WW-Punkte: 1)
- Olivenöl: 1 Esslöffel (WW-Punkte: 4)
- Salz und Pfeffer nach Geschmack (WW-Punkte: 0)
- Optional: Balsamico-Glasur zum Beträufeln (WW-Punkte entsprechend anpassen)

Nährwertangaben (pro Portion, Rezept ergibt 2 Portionen):

Kalorien: Ca. 150-200 Eiweiß: 10 g Ballaststoffe: 2 gFett: 9 g Kohlenhydrate: 10 gZucker: Natürlicher Zucker aus Tomaten und Balsamico-EssigGesamt-WW-Punkte: 4 pro Portion

Kochzeit:

- Zubereitungszeit: 10 Minuten
- Gesamtzeit: 10 Minuten

Anweisungen:

Den Salat zusammenstellen: Abwechselnd leichte Mozzarellascheiben und reife Tomaten auf einer Servierplatte oder einem Teller anrichten. Frische Basilikumblätter zwischen die Käse- und Tomatenscheiben stecken. Würzen Sie den Salat mit Salz und frisch gemahlenem Pfeffer, um die Aromen zu verstärken.

Das Dressing zubereiten: Balsamico-Essig und Olivenöl in einer kleinen Schüssel verquirlen. Das Dressing über den Käse und die Tomatenscheiben träufeln.

Optionale Beilage: Wenn Sie möchten, können Sie den Salat mit Balsamico-Glasur beträufeln, um ihm einen süßen und würzigen Abschluss zu verleihen. Beachten Sie, dass dies zusätzliche WW-Punkte bringen kann.

Servieren: Servieren Sie den Caprese-Salat sofort und genießen Sie die frischen und lebendigen Aromen.

Servieren und Aufbewahren: Dieses Rezept ist für zwei Personen geeignet, kann aber leicht für mehr Portionen angepasst werden. Genießen Sie den Caprese-Salat am besten frisch, da die Tomaten und das Basilikum dann am schmackhaftesten sind.

Tipps zur Anpassung:

- Für zusätzliche Knackigkeit Pinienkerne oder gehackte Walnüsse über den Salat streuen (WW-Punkte entsprechend anpassen).
- Verfeinern Sie den Geschmack mit etwas getrocknetem Oregano oder italienischem Gewürz.
- Wenn Sie eine gehaltvollere Mahlzeit zubereiten möchten, können Sie ein Bett aus gemischtem Gemüse oder Rucola unter den Capresen legen.

Salatwrap mit Hähnchen und Tzatziki-Sauce

Zutaten für Salatwraps:

- Römische Salatblätter oder Buttersalatblätter: 4 große (WW-Punkte: 0)
- Gekochte Hühnerbrust, geschreddert oder gewürfelt: 250 ml (WW-Punkte: 0)
- Gurke, gewürfelt: 120 gr (WW-Punkte: 0)
- Kirschtomaten, halbiert: 120 gr (WW-Punkte: 0)
- Rote Zwiebel, in dünne Scheiben geschnitten: 60 gr (WW-Punkte: 0)
- Optional: Avocadoscheiben oder Feta-Käse (WW-Punkte entsprechend anpassen)

Zutaten für die Tzatziki-Soße:

- Fettfreier griechischer Joghurt: 120 gr (WW-Punkte: 0)
- Gurke, gerieben und abgetropft: 60 gr (WW-Punkte: 0)
- Knoblauch, gehackt: 1 Gewürznelke (WW-Punkte: 0)
- Zitronensaft: 1 Esslöffel (WW-Punkte: 0)
- Frischer Dill, gehackt: 1 Esslöffel (WW-Punkte: 0)
- Salz und Pfeffer nach Geschmack (WW-Punkte: 0)

Nährwertangaben (pro Portion, Rezept ergibt 2 Portionen):

Kalorien: Ca. 200-250 Eiweiß: 25 g Ballaststoffe: 3 g Fett: 2 g (variiert mit optionalen Toppings) Kohlenhydrate: 10 g Zucker: Gering, aus natürlichen Quellen WW-Punkte insgesamt: 1 pro Portion (ohne optionale Beläge)

Kochzeit:

- Zubereitungszeit: 15 Minuten
- Gesamtzeit: 15 Minuten

Anweisungen:

Zubereitung der Tzatziki-Soße: In einer Schüssel den fettfreien griechischen Joghurt, die geriebene Gurke, den gehackten Knoblauch, den Zitronensaft und den gehackten Dill vermischen. Mit Salz und Pfeffer würzen. Gut mischen, bis alle Zutaten vollständig eingearbeitet sind. Die Tzatziki-Sauce bis zur Verwendung im Kühlschrank aufbewahren, damit sich die Aromen verbinden können.

Zusammensetzen der Salatblätter: Nehmen Sie ein großes Salatblatt und legen Sie eine Portion des gekochten Hähnchens in die Mitte. Das Hähnchen mit Gurkenwürfeln, halbierten Kirschtomaten und dünn geschnittenen roten Zwiebeln belegen. Fügen Sie nach Belieben Avocadoscheiben oder zerbröckelten Fetakäse hinzu (denken Sie daran, die WW-Punkte für diese Zusätze anzupassen). Eine großzügige Menge Tzatziki-Sauce über die Füllung geben.

Servieren der Salatwraps: Den Salat über die Füllung falten, so dass ein Wrap entsteht. Sofort servieren.

Portionierung und Lagerung: Dieses Rezept ist für zwei Personen geeignet, kann aber leicht für mehr Portionen verwendet werden. Am besten genießen Sie die Salatwickel frisch, da der Salat bei zu langer Lagerung welk werden kann. Bewahren Sie übrig gebliebenes Hühnchen oder Tzatziki-Sauce in separaten, luftdichten Behältern im Kühlschrank auf.

Tipps zur Anpassung:

- Für einen pikanten Kick geben Sie einen Schuss scharfe Soße oder ein paar rote Paprikaflocken über das Hähnchen.
- Andere Gemüsesorten wie Paprika oder Oliven sorgen für zusätzlichen Geschmack und Knackigkeit.

Couscous mit gegrilltem Gemüse und Zitrone

Zutaten:

- Vollkorn-Couscous: 250 ml (WW-Punkte: 6)
- Natriumarme Gemüsebrühe: 370 ml (zum Kochen des Couscous) (WW-Punkte: 0)
- Gemüsesorten (Zucchini, Paprika, rote Zwiebeln, Spargel): 730 mln, gewürfelt (WW-Punkte: 0)
- Olivenöl: 1 Esslöffel (zum Grillen von Gemüse) (WW-Punkte: 4)
- Zitrone: 1, entsaftet und geschält (WW-Punkte: 0)
- Salz und Pfeffer nach Geschmack (WW-Punkte: 0)
- Frische Kräuter (wie Petersilie oder Koriander), gehackt: 60 gr (WW-Punkte: 0)
- Optional: Feta-Käse, zerbröckelt (WW-Punkte entsprechend anpassen)

Nährwertangaben (pro Portion, Rezept ergibt 4 Portionen):

Kalorien: Ca. 200-250 Eiweiß: 6 g Ballaststoffe: 5 g Fett: 5 g Kohlenhydrate: 40 g Zucker: Gering, aus natürlichen QuellenGesamt-WW-Punkte: 3 pro Portion (ohne optionalen Fetakäse)

Kochzeit:

- Zubereitungszeit: 15 Minuten
- Zubereitungszeit: 15 Minuten
- Gesamtzeit: 30 Minuten

Anweisungen:

Den Couscous zubereiten: Die Gemüsebrühe in einem mittelgroßen Topf zum Kochen bringen, den Vollkorncouscous einrühren, abdecken und vom Herd nehmen. Den Couscous 5 Minuten stehen lassen, dann mit einer Gabel auflockern.

Grillen des Gemüses: Einen Grill oder eine Grillpfanne bei mittlerer bis hoher Hitze vorheizen. Das gehackte Gemüse mit Olivenöl beträufeln und mit Salz und Pfeffer würzen. Das Gemüse grillen, bis es zart und leicht verkohlt ist, dabei gelegentlich wenden, etwa 10-15 Minuten.

Das Zitronendressing zubereiten: In einer kleinen Schüssel den Saft und die Schale einer Zitrone vermengen. Sie können die Menge der Zitrone nach Ihrem Geschmack anpassen.

Das Gericht zusammenstellen: In einer großen Schüssel den gekochten Couscous mit dem gegrillten Gemüse mischen. Das Zitronendressing über den Couscous und das Gemüse gießen. Gut umrühren, damit es sich verbindet. Die gehackten frischen Kräuter einrühren, um das Gericht zu würzen.

Optionale Garnierung: Für mehr Cremigkeit und Geschmack nach Belieben zerbröckelten Fetakäse über den Couscous streuen (WW-Punkte für Fetakäse anpassen).

Servieren: Servieren Sie den Couscous mit gegrilltem Gemüse und Zitrone entweder warm oder bei Zimmertemperatur.

Servieren und Aufbewahren: Dieses Rezept ist für vier Personen geeignet. Es eignet sich perfekt für eine Familienmahlzeit oder ein Mittagessen, das man im Voraus zubereiten kann. Reste in einem luftdichten Behälter im Kühlschrank bis zu 3 Tage aufbewahren.

Tipps zum Anpassen: Für zusätzliches Eiweiß Kichererbsen oder schwarze Bohnen hinzufügen (WW-Punkte entsprechend anpassen). Experimentieren Sie mit verschiedenen Gemüsesorten je nach Saison und Vorliebe. Für eine pikante Note fügen Sie dem Dressing eine Prise Chiliflocken oder einen Spritzer scharfe Sauce hinzu.

Minestrone aus Gemüse und Hülsenfrüchten

Zutaten:

- Olivenöl: 1 Esslöffel (WW-Punkte: 4)
- Zwiebel, gehackt: 1 mittelgroß (WW-Punkte: 0)
- Möhren, gewürfelt: 2 mittelgroß (WW-Punkte: 0)
- Sellerie, gewürfelt: 2 Stängel (WW-Punkte: 0)
- Knoblauch, gehackt: 2 Zehen (WW-Punkte: 0)
- Gewürfelte Tomaten aus der Dose: 1 Dose (14,5 Unzen) (WW-Punkte: 0)
- Natriumarme Gemüsebrühe: 900 ml (WW-Punkte: 1)
- Kidneybohnen aus der Dose, gespült und abgetropft: 250 ml (WW-Punkte: 0)
- Cannellini-Bohnen aus der Dose, abgespült und abgetropft: 250 ml (WW-Punkte: 0)
- Zucchini, gewürfelt: 250 ml (WW-Punkte: 0)
- Grüne Bohnen, geputzt und in 1 2, 5 cm-Stücke geschnitten: 250 ml (WW-Punkte: 0)
- Kleine Nudelform (wie Ditalini oder Makkaroni): 120 gr (WW-Punkte: 5)
- Salz und Pfeffer nach Geschmack (WW-Punkte: 0)
- Optional: Frische Kräuter (wie Petersilie oder Basilikum), Parmesankäse zum Garnieren (WW-Punkte für Käse anpassen)

Nährwertangaben (pro Portion, Rezept ergibt 6 Portionen):

Kalorien: Ungefähr 200-250Eiweiß: 10 gBallaststoffe: 8 gFett: 3 gKohlenhydrate: 40 gZucker: Gering, aus natürlichen QuellenGesamt-WW-Punkte: 2 pro Portion

Kochzeit:

- Zubereitungszeit: 15 Minuten
- Zubereitungszeit: 30 Minuten
- Gesamtzeit: 45 Minuten

Anweisungen:

Die Suppenbasis vorbereiten: Olivenöl in einem großen Topf auf mittlerer Stufe erhitzen. Gehackte Zwiebel, gewürfelte Karotten und gewürfelten Sellerie hinzufügen. Etwa 5 Minuten anbraten, bis das Gemüse anfängt, weich zu werden. Den gehackten Knoblauch einrühren und eine weitere Minute kochen, bis er duftet.

Die Suppe kochen: Die Tomatenwürfel aus der Dose mit ihrem Saft in den Topf geben. Die natriumarme Gemüsebrühe hinzugeben und die Mischung zum Kochen bringen. Kidneybohnen, Cannellini-Bohnen, gewürfelte Zucchini und grüne Bohnen in den Topf geben. Die Suppe mit Salz und Pfeffer würzen. Die Hitze auf niedrige Stufe reduzieren und die Suppe etwa 20 Minuten köcheln lassen.
Die Nudeln dazugeben: Die kleinen Nudeln einrühren und die Suppe weitere 10 Minuten köcheln lassen, oder bis die Nudeln al dente sind.
Die Suppe fertigstellen: Abschmecken und bei Bedarf nachwürzen. Wenn die Suppe zu dick ist, fügen Sie etwas mehr Brühe oder Wasser hinzu, bis die gewünschte Konsistenz erreicht ist.

Servieren: Servieren Sie die Gemüse- und Hülsenfrucht-Minestrone heiß. Mit frischen Kräutern und nach Belieben mit Parmesan garnieren (WW-Punkte für Käse anpassen).

Servieren und Aufbewahren: Dieses Rezept ist für 6 Personen geeignet und eignet sich hervorragend für eine Familienmahlzeit oder zur Vorbereitung einer Mahlzeit. Reste in einem luftdichten Behälter im Kühlschrank bis zu 3 Tage aufbewahren oder für eine längere Aufbewahrung einfrieren.

Leichte Quiche mit Brokkoli und hellem Käse

Zutaten:

- Vollkornkuchenkruste: 1 (9x2,5 cm) (WW-Punkte: variiert je nach Marke, etwa 8-10)
- Eiweiß: 4 große Eier (WW-Punkte: 0)
- Ganzes Ei: 1 (WW-Punkte: 0)
- Magermilch: 250 ml (WW-Punkte: 3)
- Leichter Käse (wie fettarmer Cheddar oder Mozzarella), geraspelt: 120 gr (WW-Punkte: 3)
- Brokkoli, gehackt: 250 ml (WW-Punkte: 0)
- Salz und Pfeffer nach Geschmack (WW-Punkte: 0)
- Optional: Muskatnuss, eine Prise (WW-Punkte: 0)
- Optional: Zusätzliches Gemüse wie Zwiebeln oder Paprikaschoten (WW-Punkte: 0)

Nährwertangaben (pro Scheibe, Rezept ergibt 8 Scheiben):

Kalorien: Ca. 150-200 Eiweiß: 10 g Ballaststoffe: 2 g Fett: 5 g Kohlenhydrate: 15 g Zucker: Gering, aus natürlichen QuellenGesamt-WW-Punkte: 2 pro Scheibe (ohne zusätzliches Gemüse)

Kochzeit:

- Zubereitungszeit: 15 Minuten
- Zubereitungszeit: 35 Minuten
- Gesamtzeit: 50 Minuten

Anweisungen:

Den Quiche-Boden vorbereiten: Den Ofen auf 375°F (190°C) vorheizen. Den Vollkornkuchenteig in eine 9-Zoll-Kuchenform geben, den Boden mit einer Gabel einstechen, um Blasenbildung zu verhindern, und 8-10 Minuten backen, bis er leicht golden ist.

Die Füllung vorbereiten: Den gehackten Brokkoli dämpfen, bis er gerade weich ist, etwa 3-4 Minuten, und beiseite stellen. In einer großen Schüssel das Eiweiß, das Vollei und die entrahmte Milch verquirlen. Mit Salz, Pfeffer und ggf. einer Prise Muskatnuss würzen. Den geriebenen Frischkäse unterrühren.

Zusammensetzen der Quiche: Den gedünsteten Brokkoli (und andere optionale Gemüsesorten) gleichmäßig über die vorgebackene Kruste streuen. Die Eier-Käse-Mischung über den Brokkoli gießen.

Die Quiche backen: Die Quiche in den Ofen schieben und 35 Minuten lang backen, bis die Füllung fest und die Oberfläche leicht golden ist. Aus dem Ofen nehmen und vor dem Aufschneiden ein paar Minuten abkühlen lassen.

Servieren: Die Quiche in 8 Scheiben schneiden und warm servieren.

Servieren und Aufbewahren: Diese Quiche ist für 8 Personen geeignet. Sie eignet sich perfekt für Frühstück, Brunch oder ein leichtes Mittagessen. Bewahren Sie Quiche-Reste in einem luftdichten Behälter im Kühlschrank bis zu 3 Tage auf. Im Ofen oder in der Mikrowelle wieder aufwärmen.

Tipps zum Anpassen: Fügen Sie der Füllung sautierte Zwiebeln, Knoblauch oder Paprika hinzu, um den Geschmack zu verbessern, ohne viele WW-Punkte hinzuzufügen. Tauschen Sie Brokkoli gegen anderes Gemüse wie Spinat, Spargel oder Zucchini aus. Für eine Version ohne Kruste einfach die Kuchenform einfetten und die Füllung direkt hineingeben, wodurch sich die WW-Punkte reduzieren.

Thunfischsalat mit Bohnen und roten Zwiebeln

Zutaten:

- Thunfisch aus der Dose in Wasser, abgetropft: 1 Dose (5 Unzen) (WW-Punkte: 0)
- Cannellini-Bohnen aus der Dose, abgespült und abgetropft: 250 ml (WW-Punkte: 0)
- Rote Zwiebel, fein gehackt: 60 gr (WW-Punkte: 0)
- Sellerie, gewürfelt: 120 gr (WW-Punkte: 0)
- Leichte Mayonnaise: 2 Esslöffel (WW-Punkte: 2)
- Dijon-Senf: 1 Esslöffel (WW-Punkte: 0)
- Zitronensaft: 1 Esslöffel (WW-Punkte: 0)
- Salz und Pfeffer nach Geschmack (WW-Punkte: 0)
- Frische Petersilie, gehackt: 2 Esslöffel (optional) (WW-Punkte: 0)
- Optional: Kapern oder gehackte Essiggurken für zusätzliche Schärfe (WW-Punkte entsprechend anpassen)

Nährwertangaben (pro Portion, Rezept ergibt 2 Portionen):

Kalorien: Ca. 200-250 Eiweiß: 25 g Ballaststoffe: 6 g Fett: 3 g Kohlenhydrate: 20 g Zucker: Gering, aus natürlichen Quellen WW-Punkte insgesamt: 2 pro Portion

Kochzeit:

- Zubereitungszeit: 10 Minuten
- Gesamtzeit: 10 Minuten

Anweisungen:

Zubereitung des Thunfischsalats: In einer mittelgroßen Schüssel den Thunfisch aus der Dose mit einer Gabel zerpflücken. Die abgespülten Cannellini-Bohnen, die fein gehackte rote Zwiebel und den gewürfelten Sellerie in die Schüssel geben. In einer kleinen separaten Schüssel die leichte Mayonnaise, den Dijon-Senf und den Zitronensaft zu einem Dressing verrühren. Das Dressing über den Thunfisch und die Bohnenmischung gießen. Mit Salz und Pfeffer abschmecken. Bei Bedarf gehackte Petersilie und Kapern oder Essiggurken unterrühren, um den Geschmack zu verstärken.

Servieren Sie den Thunfischsalat: Schwenken Sie den Salat vorsichtig, bis alle Zutaten gut vermischt und mit dem Dressing bedeckt sind. Servieren Sie den Thunfischsalat sofort oder stellen Sie ihn vor dem Servieren 30 Minuten in den Kühlschrank, damit er noch besser schmeckt.

Servieren und Aufbewahren: Dieses Rezept ist für 2 Personen geeignet. Für mehr Portionen kann es leicht verdoppelt werden. Reste in einem luftdichten Behälter im Kühlschrank bis zu 2 Tage aufbewahren.

Tipps zum Anpassen: Fügen Sie gehackte Paprikaschoten oder Tomaten hinzu, um das Gericht knackiger und frischer zu machen, ohne viele WW-Punkte hinzuzufügen. Für einen pikanten Kick geben Sie einen Schuss scharfe Soße oder ein paar Chiliflocken in das Dressing. Servieren Sie den Salat auf einem Bett aus Salat oder gemischten Blättern, um einen gehaltvolleren Salat zu erhalten, ohne dass sich die WW-Punkte wesentlich ändern.

Dieser Thunfischsalat mit Bohnen und roten Zwiebeln ist eine einfache und nahrhafte Mahlzeit. Er kombiniert eiweißreichen Thunfisch mit ballaststoffreichen Bohnen und ist damit eine sättigende Option für das Mittagessen oder ein leichtes Abendessen.

Toskanische Panzanella mit Vollkornbrot

Zutaten:

- Vollkornbrot, alt oder leicht getoastet: 500 mln gewürfelt (WW-Punkte: 5-6, je nach Marke)
- Reife Tomaten, gewürfelt: 500 mln (WW-Punkte: 0)
- Gurke, gewürfelt: 1 mittelgroß (WW-Punkte: 0)
- Rote Zwiebel, in dünne Scheiben geschnitten: 120 gr (WW-Punkte: 0)
- Frische Basilikumblätter, zerrissen: 60 gr (WW-Punkte: 0)
- Olivenöl: 2 Esslöffel (für das Dressing) (WW-Punkte: 8)
- Rotweinessig: 2 Esslöffel (WW-Punkte: 0)
- Knoblauch, gehackt: 1 Gewürznelke (WW-Punkte: 0)
- Salz und Pfeffer nach Geschmack (WW-Punkte: 0)
- Optional: Kapern oder Oliven, abgetropft (WW-Punkte entsprechend anpassen)

Nährwertangaben (pro Portion, Rezept ergibt 4 Portionen):

Kalorien: Ungefähr 150-200Eiweiß: 5 gBallaststoffe: 4 gFett: 7 gKohlenhydrate: 20 gZucker: Natürlicher Zucker aus Tomaten WW-Punkte insgesamt: 4 pro Portion

Kochzeit:

- Zubereitungszeit: 15 Minuten
- Gesamtzeit: 15 Minuten

Anweisungen:

Das Brot vorbereiten: Wenn das Brot noch nicht alt ist, rösten Sie es leicht an, bis es trocken, aber nicht zu braun ist. Das Brot in 1-Zoll-Würfel schneiden und beiseite stellen.

Den Salat zubereiten: In einer großen Schüssel die gehackten Tomaten, die gewürfelte Gurke, die in dünne Scheiben geschnittene rote Zwiebel und die zerrissenen Basilikumblätter vermengen. Bei Bedarf Kapern oder Oliven unter den Salat mischen.

Das Dressing zubereiten: In einer kleinen Schüssel Olivenöl, Rotweinessig und gehackten Knoblauch verquirlen. Das Dressing mit Salz und Pfeffer abschmecken.

Kombinieren Sie die Zutaten: Das Dressing über die Salatzutaten gießen und vorsichtig umrühren, um sie zu kombinieren. Geben Sie das gewürfelte Vollkornbrot in die Schüssel. Alles miteinander vermengen, bis das Brot gleichmäßig mit dem Dressing bedeckt und der Salat gut vermischt ist.

Servieren Sie die Panzanella: Lassen Sie den Salat etwa 10 Minuten stehen, damit sich die Aromen vermischen und das Brot einen Teil des Dressings aufnehmen kann. Servieren Sie den Panzanella-Salat bei Zimmertemperatur.

Servieren und Aufbewahren: Dieses Rezept ist für 4 Personen geeignet. Am besten genießt man es frisch, da das Brot bei Lagerung matschig werden kann. Wenn Reste übrig bleiben, bewahren Sie sie im Kühlschrank auf und verzehren Sie sie am nächsten Tag.

Tipps zum Anpassen: Für zusätzliches Eiweiß können Sie weiße Bohnen oder Kichererbsen in den Salat geben (WW-Punkte entsprechend anpassen) und anderes Gemüse wie Paprika oder Artischockenherzen für mehr Abwechslung und Geschmack hinzufügen. Für eine nicht-vegetarische Version können Sie auch gekochte Hühner- oder Thunfischwürfel hinzufügen (WW-Punkte entsprechend anpassen).

Rote Linsensuppe mit Kurkuma

Zutaten:

- Rote Linsen: 250 ml (WW-Punkte: 0)
- Natriumarme Gemüsebrühe: 900 ml (WW-Punkte: 1)
- Zwiebel, fein gehackt: 1 mittelgroß (WW-Punkte: 0)
- Möhren, gewürfelt: 2 mittelgroß (WW-Punkte: 0)
- Knoblauch, gehackt: 2 Zehen (WW-Punkte: 0)
- Kurkuma: 1 Teelöffel (WW-Punkte: 0)
- Gemahlener Kreuzkümmel: ½ Teelöffel (WW-Punkte: 0)
- Olivenöl: 1 Esslöffel (WW-Punkte: 4)
- Zitrone, entsaftet: 1 (WW-Punkte: 0)
- Salz und Pfeffer nach Geschmack (WW-Punkte: 0)
- Frischer Koriander oder Petersilie zum Garnieren (optional) (WW-Punkte: 0)

Nährwertangaben (pro Portion, Rezept ergibt 4 Portionen):

Kalorien: Ca. 180-220 Eiweiß: 12 g Ballaststoffe: 8 g Fett: 4 g Kohlenhydrate: 30 g Zucker: Gering, aus natürlichen Quellen WW-Punkte insgesamt: 2 pro Portion

Kochzeit:

- Zubereitungszeit: 10 Minuten
- Zubereitungszeit: 25 Minuten
- Gesamtzeit: 35 Minuten

Anweisungen:

Die Suppenbasis vorbereiten: Olivenöl in einem großen Topf auf mittlerer Stufe erhitzen. Die gehackte Zwiebel und die gewürfelten Möhren hinzufügen. Anbraten, bis das Gemüse weich wird, etwa 5 Minuten. Gehackten Knoblauch, Kurkuma und gemahlenen Kreuzkümmel einrühren. Eine weitere Minute kochen, bis es duftet. **Die Seife kochen:**

1. Die roten Linsen unter kaltem Wasser abspülen und in den Topf geben. Die natriumarme Gemüsebrühe hinzugeben und die Mischung zum Kochen bringen. Die Hitze auf niedrige Stufe reduzieren und zugedeckt etwa 20 Minuten köcheln lassen, bis die Linsen weich sind und die Suppe eingedickt ist. Die Suppe mit Salz und Pfeffer abschmecken.

Die Suppe fertigstellen: Die Suppe vom Herd nehmen. Den frischen Zitronensaft einrühren. Verwenden Sie einen Stabmixer, um die Suppe teilweise zu pürieren, damit sie cremiger wird, und lassen Sie einige Linsen ganz, um die Konsistenz zu erhalten.

Servieren: Die Rote Linsensuppe heiß servieren und nach Belieben mit frischem Koriander oder Petersilie garnieren.

Servieren und Aufbewahren: Dieses Rezept ist für 4 Personen geeignet. Es eignet sich hervorragend für eine herzhafte Mahlzeit oder zur Vorbereitung von Mahlzeiten im Voraus. Reste in einem luftdichten Behälter im Kühlschrank bis zu 3 Tage aufbewahren oder bis zu 2 Monate einfrieren.

Tipps zum Anpassen: Fügen Sie eine Prise Chilipulver oder Cayennepfeffer hinzu, um der Suppe einen pikanten Kick zu geben. Für eine herzhaftere Suppe können Sie zu Beginn des Kochvorgangs gewürfelte Kartoffeln oder Süßkartoffeln hinzufügen (WW-Punkte entsprechend anpassen).

Griechischer Salat mit gegrilltem Hähnchen

Zutaten:

- Hühnerbrüste ohne Knochen und Haut: 2 (je 6 Unzen) (WW-Punkte: 0)
- Römischer Salat, geschnitten: 900 ml (WW-Punkte: 0)
- Gurke, in Scheiben geschnitten: 1 mittelgroß (WW-Punkte: 0)
- Kirschtomaten, halbiert: 250 ml (WW-Punkte: 0)
- Rote Zwiebel, in dünne Scheiben geschnitten: 120 gr (WW-Punkte: 0)
- Kalamata-Oliven, entkernt und in Scheiben geschnitten: 60 gr (WW-Punkte: 2)
- Fettreduzierter Feta-Käse, zerbröckelt: 120 gr (WW-Punkte: 3)
- Olivenöl: 2 Esslöffel (für das Dressing) (WW-Punkte: 8)
- Rotweinessig: 2 Esslöffel (WW-Punkte: 0)
- Knoblauch, gehackt: 1 Gewürznelke (WW-Punkte: 0)
- Getrockneter Oregano: 1 Teelöffel (WW-Punkte: 0)
- Zitronensaft: 1 Esslöffel (WW-Punkte: 0)
- Salz und Pfeffer nach Geschmack (WW-Punkte: 0)

Nährwertangaben (pro Portion, Rezept ergibt 4 Portionen):

Kalorien: Ca. 250-300 Eiweiß: 25 g Ballaststoffe: 3 g Fett: 10 g Kohlenhydrate: 10 g Zucker: Gering, aus natürlichen Quellen WW-Punkte insgesamt: 4 pro Portion

Kochzeit:

- Zubereitungszeit: 15 Minuten
- Kochzeit: 10 Minuten (für Huhn)
- Gesamtzeit: 25 Minuten

Anweisungen:

Das Hähnchen vorbereiten und grillen: Die Hähnchenbrüste mit Salz, Pfeffer und etwas getrocknetem Oregano würzen. Heizen Sie einen Grill oder eine Grillpfanne auf mittlere bis hohe Hitze vor. Das Hähnchen etwa 5 Minuten pro Seite grillen, bis es durchgebraten ist und die Innentemperatur 165°F erreicht hat. Das Hähnchen ein paar Minuten ruhen lassen, dann in Streifen schneiden.

Den Salat zubereiten: In einer großen Schüssel gehackten Römersalat, in Scheiben geschnittene Gurken, halbierte Kirschtomaten und in dünne Scheiben geschnittene rote Zwiebeln mischen. Die in Scheiben geschnittenen Kalamata-Oliven und den zerbröckelten fettreduzierten Feta-Käse zum Salat geben.

Das Dressing zubereiten: In einer kleinen Schüssel Olivenöl, Rotweinessig, gehackten Knoblauch, Zitronensaft und getrockneten Oregano verquirlen. Das Dressing mit Salz und Pfeffer abschmecken.

Den Salat zusammenstellen: Das Dressing über den Salat träufeln und durchschwenken, um ihn zu vermengen. Den Salat mit den gegrillten Hähnchenscheiben belegen.

Servieren: Servieren Sie den griechischen Salat mit gegrilltem Hähnchen sofort, solange das Hähnchen noch warm und der Salat frisch ist.

Servieren und Aufbewahren: Dieses Rezept ist für 4 Personen geeignet
Tipps zum Anpassen: Fügen Sie für mehr Abwechslung anderes Gemüse wie Paprika oder Artischockenherzen hinzu. Für eine vegetarische Version das Hühnerfleisch weglassen und Kichererbsen als Eiweißquelle hinzufügen (WW-Punkte entsprechend anpassen). Tauschen Sie Rotweinessig gegen Balsamico-Essig aus, um ein anderes Geschmacksprofil zu erhalten.

Sushi-Schale mit Vollkornreis und Lachs

Zutaten:

- Vollkornreis (wie brauner Reis oder Wildreis): 250 ml ungekocht (WW-Punkte: 6)
- Frisches Lachsfilet: 8 Unzen (WW-Punkte: 0)
- Salatgurke, in dünne Scheiben geschnitten: 1 mittelgroß (WW-Punkte: 0)
- Avocado, in dünne Scheiben geschnitten: ½ Medium (WW-Punkte: 3)
- Karotte, in Julienneschnitte oder geraspelt: 1 mittelgroß (WW-Punkte: 0)
- Edamame, geschält: 120 gr (WW-Punkte: 1)
- Nori (Seetangblätter), in Streifen geschnitten: 2 Blätter (WW-Punkte: 0)
- Sojasauce: 2 Esslöffel (WW-Punkte: 0)
- Reisessig: 1 Esslöffel (WW-Punkte: 0)
- Sesamsamen: 1 Teelöffel (WW-Punkte: 0)
- Optional: Eingelegter Ingwer, Wasabi und Sriracha-Sauce (WW-Punkte entsprechend anpassen)

Nährwertangaben (pro Portion, Rezept ergibt 2 Portionen):

Kalorien: Ca. 400-450 Eiweiß: 30 g Ballaststoffe: 6 g Fett: 15 g Kohlenhydrate: 45 g Zucker: Gering, aus natürlichen Quellen WW-Punkte insgesamt: 10 pro Portion

Kochzeit:

- Zubereitungszeit: 15 Minuten
- Kochzeit: 30 Minuten (für Reis)
- Gesamtzeit: 45 Minuten

Anweisungen:

Den Reis zubereiten: Den Vollkornreis nach Packungsanweisung kochen. Mit einer Gabel auflockern und leicht abkühlen lassen. Den gekochten Reis mit Reisessig würzen, um ihm einen Hauch von Säure zu verleihen.

Den Lachs zubereiten: Das Lachsfilet mit einer Prise Salz würzen. Den Lachs grillen, backen oder in der Pfanne anbraten, bis er durchgegart ist und sich mit einer Gabel leicht lösen lässt, etwa 10-12 Minuten. Nach dem Garen den Lachs etwas abkühlen lassen und dann in mundgerechte Stücke zerpflücken.

Die Sushi-Schale zusammenstellen: Den gewürzten Reis auf zwei Schüsseln verteilen. Den Lachs in Flocken, die Gurkenscheiben, die Avocado in Scheiben, die Karotten in Juliennescheiben und die Edamame auf dem Reis anrichten. Fügen Sie Nori-Streifen hinzu, um den Sushi-Geschmack zu unterstreichen.

Die Sushi-Schale servieren: Sesamsamen über jede Schale streuen. Mit Sojasauce zum Dippen und optional mit eingelegtem Ingwer, Wasabi und Sriracha-Sauce servieren.

Servieren und Aufbewahren: Dieses Rezept ergibt 2 Portionen, perfekt für eine sättigende Mahlzeit. Am besten genießen Sie die Sushi-Schalen frisch. Bewahren Sie übrig gebliebene Zutaten separat im Kühlschrank auf.

Tipps zum Anpassen: Für mehr Knackigkeit können Sie dünn geschnittene Radieschen oder Paprika hinzufügen. Tauschen Sie den Lachs gegen andere Proteinoptionen wie gekochte Garnelen, Krabben oder Tofu für eine vegetarische Version aus (passen Sie die WW-Punkte entsprechend an). Geben Sie gehackte grüne Zwiebeln oder Schnittlauch für zusätzliche Frische hinzu.

Diese Sushi-Bowl mit Vollkornreis und Lachs ist ein köstliches, nahrhaftes und Weight Watchers-freundliches Gericht.

Andalusische Gazpacho mit Vollkorncroutons

Zutaten:

- Reife Tomaten, grob zerkleinert: 4 mittelgroße (WW-Punkte: 0)
- Gurke, geschält und gewürfelt: 1 mittelgroß (WW-Punkte: 0)
- Grüne Paprika, gehackt: 1 (WW-Punkte: 0)
- Rote Zwiebel, gehackt: ½ Medium (WW-Punkte: 0)
- Knoblauchzehe: 1 (WW-Punkte: 0)
- Rotweinessig: 2 Esslöffel (WW-Punkte: 0)
- Natives Olivenöl extra: 2 Esslöffel (WW-Punkte: 8)
- Salz und Pfeffer nach Geschmack (WW-Punkte: 0)
- Kaltes Wasser: 120 gr (WW-Punkte: 0)
- Vollkornbrot, getoastet und gewürfelt für Croutons: 2 Scheiben (WW-Punkte: 3-4, je nach Marke)

Nährwertangaben (pro Portion, Rezept ergibt 4 Portionen):

Kalorien: Ca. 150-200 Eiweiß: 3 g Ballaststoffe: 3 g Fett: 7 g Kohlenhydrate: 20 g Zucker: Natürlicher Zucker aus Gemüse WW-Punkte insgesamt: 3-4 pro Portion

Kochzeit:

- Zubereitungszeit: 15 Minuten
- Kühlzeit: 2 Stunden
- Gesamtzeit: 2 Stunden 15 Minuten

Anweisungen:

Zubereitung der Gazpacho: Die gehackten Tomaten, die Gurke, die grüne Paprika, die rote Zwiebel und die Knoblauchzehe in einen Mixer oder eine Küchenmaschine geben. Pürieren, bis die Mischung eine glatte Konsistenz hat. Rotweinessig, natives Olivenöl extra, Salz und Pfeffer hinzugeben. Erneut pürieren, um sie zu vermischen. Kaltes Wasser hinzugeben, um die Konsistenz der Suppe nach Belieben zu verändern. Noch einmal pürieren. Abschmecken und bei Bedarf nachwürzen.

Die Suppe abkühlen lassen: Die Gazpacho in eine große Schüssel oder einen Behälter umfüllen. Mindestens 2 Stunden in den Kühlschrank stellen, damit sich die Aromen verbinden und die Suppe gut durchkühlen kann.

Zubereitung der Vollkorncroutons: Toasten Sie die Vollkornbrotscheiben. Das getoastete Brot in kleine Würfel schneiden.

Servieren: Die gekühlte Gazpacho in Schüsseln servieren. Jede Schale mit einer Handvoll Vollkorn-Croutons garnieren, um die Knusprigkeit zu erhöhen.

Servieren und Aufbewahren: Dieses Rezept ergibt etwa 4 Portionen, ideal für eine erfrischende Mahlzeit an einem heißen Tag. Gazpacho kann bis zu 2 Tage im Kühlschrank aufbewahrt werden. Sie wird am besten gekühlt genossen. Bewahren Sie übrig gebliebene Croutons separat in einem luftdichten Behälter auf.

Tipps zum Anpassen: Für eine pikante Variante einen Spritzer Tabasco oder eine Prise Cayennepfeffer hinzufügen. Garnieren Sie mit gehackten frischen Kräutern wie Basilikum oder Koriander für eine aromatische Note. Geben Sie einen Klecks griechischen Joghurt oder ein paar Avocadoscheiben für mehr Cremigkeit dazu (passen Sie die WW-Punkte entsprechend an).

Diese andalusische Gazpacho mit Vollkorncroutons bietet eine köstliche Mischung aus frischen, lebendigen Aromen und Texturen, die sich perfekt für eine leichte und nahrhafte Mahlzeit eignet.

Gemüsecurry mit leichter Kokosnussmilch

Zutaten:

- Leichte Kokosnussmilch: 1 Dose (13,5 oz) (WW-Punkte: 9)
- Gemüsesorten (wie Paprika, Karotten, Brokkoli und Erbsen): 900 ml (WW-Punkte: 0)
- Zwiebel, gewürfelt: 1 mittelgroß (WW-Punkte: 0)
- Knoblauch, gehackt: 2 Zehen (WW-Punkte: 0)
- Ingwer, gerieben: 2,5 cm Stück (WW-Punkte: 0)
- Currypulver: 2 Esslöffel (WW-Punkte: 0)
- Gemahlener Kurkuma: 1 Teelöffel (WW-Punkte: 0)
- Kreuzkümmelsamen: 1 Teelöffel (WW-Punkte: 0)
- Olivenöl: 1 Esslöffel (WW-Punkte: 4)
- Salz und Pfeffer nach Geschmack (WW-Punkte: 0)
- Frischer Koriander oder Basilikum, gehackt zum Garnieren (optional) (WW-Punkte: 0)
- Gekochter brauner Reis oder Quinoa zum Servieren (WW-Punkte: variabel, normalerweise 6 für 250 ml gekochten braunen Reis)

Nährwertangaben (pro Portion, Rezept ergibt 4 Portionen):

Kalorien: Ca. 200-250 Eiweiß: 6 g Ballaststoffe: 6 g Fett: 10 g Kohlenhydrate: 25 g Zucker: Gering, aus natürlichen Quellen WW-Punkte insgesamt: 4-5 pro Portion (ohne Reis oder Quinoa)

Kochzeit:

- Zubereitungszeit: 15 Minuten
- Zubereitungszeit: 30 Minuten
- Gesamtzeit: 45 Minuten

Anweisungen:

Zubereitung der Curry-Basis: Olivenöl in einer großen Pfanne oder einem Topf auf mittlerer Stufe erhitzen. Kreuzkümmelsamen hinzugeben und ein paar Sekunden brutzeln lassen. Die gewürfelte Zwiebel, den gehackten Knoblauch und den geriebenen Ingwer hinzugeben. Sautieren, bis die Zwiebel glasig ist. Currypulver, gemahlene Kurkuma und eine Prise Salz und Pfeffer einrühren. Eine Minute lang kochen, bis es duftet.

Das Gemüse hinzufügen: Das gehackte Gemüse in die Pfanne geben. Umrühren, um es mit den Gewürzen zu überziehen. Das Gemüse etwa 5 Minuten lang kochen, dabei gelegentlich umrühren.

Das Curry zubereiten: Die leichte Kokosmilch in die Pfanne mit dem Gemüse gießen. Die Mischung zum Köcheln bringen, dann die Hitze reduzieren und abdecken. Das Curry etwa 20 Minuten kochen lassen, oder bis das Gemüse weich ist.

Fertigstellung des Gerichts: Schmecken Sie ab und passen Sie die Gewürze nach Bedarf an. Wenn das Curry zu dickflüssig ist, fügen Sie ein wenig Wasser hinzu, um die gewünschte Konsistenz zu erreichen.

Servieren: Das Gemüsecurry heiß servieren, mit gehacktem Koriander oder Basilikum garnieren. Dazu eine Beilage aus gekochtem braunem Reis oder Quinoa reichen.

Servieren und Aufbewahren: Dieses Rezept reicht für 4 Personen und ist ein perfektes Hauptgericht für eine herzhafte Mahlzeit. Reste in einem luftdichten Behälter im Kühlschrank bis zu 3 Tage aufbewahren.

Tipps zum Anpassen: Kichererbsen oder Linsen für zusätzliche Proteine und Ballaststoffe hinzufügen (WW-Punkte entsprechend anpassen). Für ein schärferes Curry fügen Sie eine gewürfelte Chilischote oder eine Prise Cayennepfeffer hinzu. Ersetzen Sie das Gemüse durch Ihre Lieblingsgemüse oder das, was gerade Saison hat.

Hausgemachte Falafel mit Krautsalat

Zutaten für Falafel:

- Kichererbsen, getrocknet und über Nacht eingeweicht: 250 ml (WW-Punkte: 0)
- Zwiebel, gehackt: 1 klein (WW-Punkte: 0)
- Knoblauchzehen, gehackt: 2 (WW-Punkte: 0)
- Frische Petersilie, gehackt: 120 gr (WW-Punkte: 0)
- Gemahlener Kreuzkümmel: 1 Teelöffel (WW-Punkte: 0)
- Gemahlener Koriander: 1 Teelöffel (WW-Punkte: 0)
- Salz und Pfeffer nach Geschmack (WW-Punkte: 0)
- Backnatron: ½ Teelöffel (WW-Punkte: 0)
- Olivenöl zum Braten (WW-Punkte: 1 Esslöffel = 4 Punkte, je nach Verbrauch anpassen)

Zutaten für Krautsalat:

- Kohl, zerkleinert: 500 mln (WW-Punkte: 0)
- Karotte, geraspelt: 1 mittelgroß (WW-Punkte: 0)
- Fettarmer griechischer Joghurt: 70 gr (WW-Punkte: 1)
- Zitronensaft: 1 Esslöffel (WW-Punkte: 0)
- Honig: 1 Teelöffel (WW-Punkte: 1)
- Salz und Pfeffer nach Geschmack (WW-Punkte: 0)

Nährwertangaben (pro Portion, Rezept ergibt 4 Portionen):

Kalorien: Ca. 250-300 Eiweiß: 10 g Ballaststoffe: 8 g Fett: 9 g (variiert je nach Frittieröl) Kohlenhydrate: 35 gZucker: Gering, hauptsächlich durch den Honig im Krautsalat WW-Punkte insgesamt: 6-7 pro Portion (variiert je nach Frittieröl)

Kochzeit:

- Zubereitungszeit: 30 Minuten (plus Einweichen über Nacht)
- Zubereitungszeit: 20 Minuten
- Gesamtzeit: 50 Minuten (ohne Einweichzeit)

Anweisungen:

Die Falafel zubereiten: Die eingeweichten Kichererbsen abtropfen lassen und zusammen mit der gehackten Zwiebel, dem gehackten Knoblauch, der Petersilie, dem Kreuzkümmel, dem Koriander, dem Salz und dem Pfeffer in eine Küchenmaschine geben. Verarbeiten Sie sie, bis Sie eine grobe Mischung erhalten. Das Backpulver einrühren. Die Mischung zu kleinen Teigtaschen oder Kugeln formen.

Die Falafel zubereiten: Olivenöl in einer Pfanne auf mittlerer Stufe erhitzen. Die Falafel-Patties braten, bis sie auf beiden Seiten goldgelb und knusprig sind, etwa 3-4 Minuten pro Seite. Herausnehmen und auf ein Papiertuch legen, um überschüssiges Öl abzutropfen.

Den Krautsalat zubereiten: In einer großen Schüssel den geschredderten Kohl und die Karotte vermengen. In einer separaten kleinen Schüssel den fettarmen griechischen Joghurt, Zitronensaft, Honig, Salz und Pfeffer verquirlen. Das Dressing über die Kohl- und Karottenmischung gießen und gut durchschwenken, um sie zu überziehen.

Servieren: Die Falafel mit dem frisch zubereiteten Krautsalat servieren.

Servieren und Aufbewahren: Dieses Rezept ist für 4 Personen geeignet.

Kalte Vollkornnudeln mit leichtem Pesto

Zutaten für Nudeln:

- Vollkornnudeln (wie Fusilli oder Penne): 500 mln ungekocht (WW-Punkte: 12)
- Kirschtomaten, halbiert: 250 ml (WW-Punkte: 0)
- Gurke, gewürfelt: 1 mittelgroß (WW-Punkte: 0)
- Rote Zwiebel, in dünne Scheiben geschnitten: 120 gr (WW-Punkte: 0)
- Optional: Gegrillte Hühnerbrust oder Kichererbsen (WW-Punkte entsprechend anpassen)

Zutaten für leichtes Pesto:

- Frische Basilikumblätter: 500 mln (WW-Punkte: 0)
- Knoblauchzehen: 2 (WW-Punkte: 0)
- Pinienkerne oder Walnüsse: 2 Esslöffel (WW-Punkte: 4)
- Geriebener Parmesankäse: 60 gr (WW-Punkte: 3)
- Olivenöl: 2 Esslöffel (WW-Punkte: 8)
- Zitronensaft: 1 Esslöffel (WW-Punkte: 0)
- Salz und Pfeffer nach Geschmack (WW-Punkte: 0)

Nährwertangaben (pro Portion, Rezept ergibt 4 Portionen):

Kalorien: Ca. 250-300 Eiweiß: 10 g Ballaststoffe: 6 g Fett: 10 g Kohlenhydrate: 40 g Zucker: Gering, aus natürlichen Quellen WW-Punkte insgesamt: 7 pro Portion

Kochzeit:

- Zubereitungszeit: 20 Minuten
- Kochzeit: 10 Minuten (für Nudeln)
- Gesamtzeit: 30 Minuten

Anweisungen:

Kochen der Nudeln: Die Vollkornnudeln nach Packungsanweisung "al dente" kochen. Abgießen und zum Abkühlen unter kaltem Wasser abspülen. Beiseite stellen.

Das leichte Pesto zubereiten: Frische Basilikumblätter, Knoblauch, Pinienkerne oder Walnüsse, geriebenen Parmesankäse, Olivenöl und Zitronensaft in eine Küchenmaschine geben. So lange mixen, bis die Masse glatt ist, und bei Bedarf die Seiten abkratzen. Das Pesto mit Salz und Pfeffer abschmecken.

Zusammenstellen des Nudelsalats: In einer großen Schüssel die abgekühlten Nudeln, die halbierten Kirschtomaten, die gewürfelte Gurke und die in dünne Scheiben geschnittene rote Zwiebel vermengen. Geben Sie das leichte Pesto zu der Nudelmischung und schwenken Sie es, um es gleichmäßig zu verteilen. Bei Bedarf gegrillte Hähnchenbrust oder Kichererbsen für zusätzliche Proteine untermischen.

Servieren: Den kalten Vollkornnudelsalat mit zusätzlichem Parmesankäse oder frischen Basilikumblättern garniert servieren.

Servieren und Aufbewahren: Dieses Rezept eignet sich für 4 Personen und ist eine erfrischende und sättigende Mahlzeit. Reste in einem luftdichten Behälter im Kühlschrank bis zu 2 Tage aufbewahren.

Tipps zum Anpassen: Fügen Sie anderes Gemüse wie Paprika, Spinat oder Rucola hinzu, um zusätzliche Nährstoffe und Aromen zu erhalten. Tauschen Sie Pinienkerne gegen Mandeln oder Cashews aus, um dem Pesto einen anderen nussigen Geschmack zu verleihen. Für eine vegane Version lassen Sie den Parmesankäse weg und fügen Nährhefe für einen käsigen Geschmack hinzu (WW-Punkte entsprechend anpassen).

Röllchen mit Auberginen, Zucchini und Tomaten

Zutaten:

- Aubergine: 1 große, der Länge nach in dünne Streifen geschnitten (WW-Punkte: 0)
- Zucchini: 2 mittelgroße, der Länge nach in dünne Streifen geschnitten (WW-Punkte: 0)
- Tomaten: 3 mittelgroße, in Scheiben geschnitten (WW-Punkte: 0)
- Olivenöl: 2 Esslöffel (zum Bestreichen von Gemüse) (WW-Punkte: 8)
- Salz und Pfeffer nach Geschmack (WW-Punkte: 0)
- Balsamico-Essig: 2 Esslöffel (WW-Punkte: 0)
- Frische Basilikumblätter: 60 gr (WW-Punkte: 0)
- Fettreduzierter Feta-Käse, zerbröckelt: 120 gr (WW-Punkte: 3)
- Optional: Balsamico-Glasur zum Beträufeln (WW-Punkte entsprechend anpassen)

Nährwertangaben (pro Portion, Rezept ergibt 4 Portionen):

Kalorien: Ca. 150-200 Eiweiß: 5 g Ballaststoffe: 4 g Fett: 9 g Kohlenhydrate: 15 g Zucker: Gering, aus natürlichen Quellen WW-Punkte insgesamt: 3 pro Portion

Kochzeit:

- Zubereitungszeit: 15 Minuten
- Zubereitungszeit: 10 Minuten
- Gesamtzeit: 25 Minuten

Anweisungen:

Das Gemüse vorbereiten: Den Grill oder eine Grillpfanne auf mittlere bis hohe Hitze vorheizen. Die Auberginen- und Zucchinischeiben mit Olivenöl bestreichen und mit Salz und Pfeffer würzen. Die Auberginen- und Zucchinischeiben grillen, bis sie weich sind und Grillspuren aufweisen, etwa 3-4 Minuten pro Seite. Die Tomatenscheiben 1-2 Minuten pro Seite grillen, bis sie etwas weicher sind.

Zusammensetzen der Brötchen: Legen Sie die gegrillten Auberginen- und Zucchinischeiben auf einer ebenen Fläche aus. Auf jede Auberginen- und Zucchinischeibe eine Tomatenscheibe, ein paar Basilikumblätter und etwas zerbröckelten Feta-Käse legen. Rollen Sie die Scheiben vorsichtig auf und befestigen Sie sie gegebenenfalls mit einem Zahnstocher.

Servieren: Die Gemüseröllchen auf einer Servierplatte anrichten. Mit Balsamico-Essig oder Balsamico-Glasur beträufeln, um den Geschmack zu verstärken. Sofort oder bei Zimmertemperatur servieren.

Servieren und Aufbewahren: Dieses Rezept ergibt 4 Portionen, ideal als gesunde Vorspeise oder leichte Mahlzeit. Am besten frisch genießen. Bei Bedarf können Sie die Brötchen in einem luftdichten Behälter im Kühlschrank bis zu 1 Tag aufbewahren.

Tipps zum Anpassen: Für zusätzliche Cremigkeit die Gemüsescheiben vor dem Rollen mit etwas Frischkäse oder Ricotta bestreichen (WW-Punkte entsprechend anpassen). Andere gegrillte Gemüsesorten wie Paprika oder Zwiebeln sorgen für mehr Abwechslung. Für eine nicht-vegetarische Variante können Sie gegrillte Hähnchen- oder Putenfleischscheiben in die Brötchen geben (WW-Punkte entsprechend anpassen).

Diese Röllchen mit Auberginen, Zucchini und Tomaten sind ein köstliches, leichtes und Weight Watchers-freundliches Gericht.

Hähnchen-Tacos mit Guacamole-Soße

Zutaten für Hähnchen-Tacos:

- Hühnerbrüste ohne Knochen und Haut: 2 (je 6 Unzen) (WW-Punkte: 0)
- Taco-Gewürz: 2 Esslöffel (WW-Punkte: 1)
- Maistortillas: 8 kleine (WW-Punkte: 8)
- Rotkohl, zerkleinert: 250 ml (WW-Punkte: 0)
- Radieschen, in dünne Scheiben geschnitten: 120 gr (WW-Punkte: 0)
- Limettenspalten zum Servieren (WW-Punkte: 0)
- Frischer Koriander zum Garnieren (optional) (WW-Punkte: 0)
- Kochspray (WW-Punkte: 0)

Zutaten für die Guacamole-Soße:

- Reife Avocados: 2 mittlere (WW-Punkte: 8)
- Tomate, fein gehackt: 1 kleine (WW-Punkte: 0)
- Zwiebel, fein gehackt: 60 gr (WW-Punkte: 0)
- Limettensaft: 2 Esslöffel (WW-Punkte: 0)
- Knoblauch, gehackt: 1 Gewürznelke (WW-Punkte: 0)
- Salz und Pfeffer nach Geschmack (WW-Punkte: 0)
- Jalapeño, fein gehackt (optional) (WW-Punkte: 0)

Nährwertangaben (pro Portion, Rezept ergibt 4 Portionen):

Kalorien: Ungefähr 300-350 Eiweiß: 25 g Ballaststoffe: 5 g Fett: 10 g Kohlenhydrate: 30 g Zucker: Gering, aus natürlichen Quellen Gesamt-WW-Punkte: 5 pro Portion

Kochzeit:

- Zubereitungszeit: 20 Minuten
- Zubereitungszeit: 15 Minuten
- Gesamtzeit: 35 Minuten

Anweisungen:

Das Hähnchen zubereiten: Die Hähnchenbrüste mit Taco-Gewürz würzen. Eine Grillpfanne oder Bratpfanne bei mittlerer Hitze erhitzen und leicht mit Kochspray bestreichen. Das Hähnchen 5-7 Minuten pro Seite grillen oder kochen, bis es durchgegart ist und die Innentemperatur 165°F erreicht. Das Hähnchen einige Minuten ruhen lassen und dann für die Tacos in Scheiben schneiden oder zerkleinern.

Die Guacamole-Soße zubereiten: Das Fruchtfleisch der Avocados in eine Schüssel geben und mit einer Gabel zerdrücken. Die gehackte Tomate, die Zwiebel, den Limettensaft, den gehackten Knoblauch und die Jalapeño (falls verwendet) unterrühren. Mit Salz und Pfeffer würzen. Mischen, bis alles gut vermischt ist und die Guacamole noch etwas Struktur hat.

Die Tacos zusammensetzen: Die Maistortillas in einer trockenen Pfanne oder in der Mikrowelle erwärmen. Auf jede Tortilla etwas von dem zerkleinerten Hähnchenfleisch geben. Mit zerkleinertem Rotkohl, geschnittenen Radieschen und einem großzügigen Löffel Guacamole-Sauce belegen.

Servieren: Die Hähnchen-Tacos sofort servieren, mit frischem Koriander und Limettenspalten garnieren.

Servieren und Aufbewahren: Dieses Rezept ist für 4 Personen geeignet, mit 2 Tacos pro Portion. Bewahren Sie übrig gebliebenes Hühnchen und Guacamole-Sauce separat in luftdichten Behältern im Kühlschrank auf. Für beste Qualität innerhalb von 2 Tagen verbrauchen.

Dinkelsalat mit getrockneten Tomaten und Rucola

Zutaten:

- Dinkelkörner: 250 ml (WW-Punkte: 6)
- Getrocknete Tomaten (nicht in Öl), gewürfelt: 120 gr (WW-Punkte: 1)
- Rucola: 500 mln (WW-Punkte: 0)
- Gurke, gewürfelt: 1 mittelgroß (WW-Punkte: 0)
- Rote Zwiebel, fein gehackt: 60 gr (WW-Punkte: 0)
- Feta-Käse, zerbröckelt: 60 gr (WW-Punkte: 3)
- Olivenöl: 2 Esslöffel (für das Dressing) (WW-Punkte: 8)
- Balsamico-Essig: 2 Esslöffel (WW-Punkte: 0)
- Zitronensaft: 1 Esslöffel (WW-Punkte: 0)
- Salz und Pfeffer nach Geschmack (WW-Punkte: 0)
- Optional: Pinienkerne oder gehackte Walnüsse zum Garnieren (WW-Punkte entsprechend anpassen)

Nährwertangaben (pro Portion, Rezept ergibt 4 Portionen):

Kalorien: Ca. 250-300 Eiweiß: 8 g Ballaststoffe: 6 g Fett: 10 g Kohlenhydrate: 35 g Zucker: Gering, hauptsächlich aus getrockneten Tomaten WW-Punkte insgesamt: 5 pro Portion

Kochzeit:

- Zubereitungszeit: 10 Minuten
- Kochzeit: 20 Minuten (für Dinkel)
- Gesamtzeit: 30 Minuten

Anweisungen:

Den Dinkel kochen: Kochen Sie die Dinkelkörner nach Packungsanweisung, bis sie weich sind. In der Regel werden sie dazu etwa 20 Minuten in Wasser gekocht. Gießen Sie überschüssiges Wasser ab und lassen Sie den Dinkel abkühlen.

Den Salat zubereiten: In einer großen Salatschüssel die abgekühlten Dinkelkörner, die gehackten getrockneten Tomaten, den Rucola, die gewürfelte Gurke und die fein gehackte rote Zwiebel vermengen. Den zerbröckelten Feta-Käse unter die Mischung heben.

Das Dressing zubereiten: Olivenöl, Balsamico-Essig und Zitronensaft in einer kleinen Schüssel verquirlen. Das Dressing mit Salz und Pfeffer abschmecken.

Den Salat zusammenstellen: Das Dressing über den Salat gießen und vorsichtig schwenken, um alle Zutaten gleichmäßig zu vermengen.

Optionale Garnierung: Streuen Sie Pinienkerne oder gehackte Walnüsse über den Salat, um ihn knackiger und schmackhafter zu machen (passen Sie die WW-Punkte für diese Zugaben an).

Servieren: Servieren Sie den Dinkelsalat mit getrockneten Tomaten und Rucola als eine erfrischende und nahrhafte Mahlzeit.

Servieren und Aufbewahren: Dieses Rezept ist für 4 Personen geeignet. Der Salat kann bis zu 2 Tage im Kühlschrank aufbewahrt werden. Am besten gekühlt servieren.

Tipps zum Anpassen: Fügen Sie gegrilltes Hähnchen, Thunfisch oder Kichererbsen für zusätzliche Proteine hinzu (passen Sie die WW-Punkte entsprechend an). Andere Gemüsesorten wie Paprika oder Artischockenherzen sorgen für mehr Abwechslung. Für eine vegane Variante lassen Sie den Fetakäse weg oder ersetzen ihn durch eine vegane Käsealternative (WW-Punkte entsprechend anpassen).

DINNER

Gedämpfter Lachs mit Ingwer und Zitrone

Zutaten:

- Frische Lachsfilets: 4 (je 6 Unzen) (WW-Punkte: 0)
- Frischer Ingwer, in dünne Scheiben geschnitten: 2-2,5 cm (WW-Punkte: 0)
- Zitrone, in dünne Scheiben geschnitten: 1 (WW-Punkte: 0)
- Knoblauchzehen, gehackt: 2 (WW-Punkte: 0)
- Sojasauce: 2 Esslöffel (WW-Punkte: 0)
- Sesamöl: 1 Teelöffel (WW-Punkte: 1)
- Grüne Zwiebeln, gehackt: 2 (WW-Punkte: 0)
- Salz und Pfeffer nach Geschmack (WW-Punkte: 0)
- Optional: Frische Kräuter (wie Dill oder Koriander) zum Garnieren (WW-Punkte: 0)

Nährwertangaben (pro Portion, Rezept ergibt 4 Portionen):

Kalorien: Ca. 200-250 Eiweiß: 23 g Ballaststoffe: 0 g Fett: 10 g Kohlenhydrate: 1 g Zucker: Gering, aus natürlichen Quellen WW-Punkte insgesamt: 1 pro Portion

Kochzeit:

- Zubereitungszeit: 10 Minuten
- Zubereitungszeit: 10-15 Minuten
- Gesamtzeit: 20-25 Minuten

Anweisungen:

Den Lachs zubereiten: Die Lachsfilets mit Salz und Pfeffer würzen. Den Lachs mit der Hautseite nach unten in einen Dämpfkorb legen. Jedes Filet mit Scheiben von frischem Ingwer, Zitrone und gehacktem Knoblauch belegen.

Den Lachs dämpfen: Füllen Sie einen Topf mit einigen Zentimetern Wasser und bringen Sie es zum Köcheln. Den Dämpfkorb über den Topf stellen und darauf achten, dass das Wasser den Boden des Korbs nicht berührt. Den Lachs zugedeckt 10-15 Minuten dämpfen, oder bis er sich mit einer Gabel leicht lösen lässt.

Die Soße zubereiten: In einer kleinen Schüssel Sojasauce und Sesamöl vermengen.

Servieren: Den Lachs vorsichtig aus dem Dampfgarer nehmen und auf Serviertellern anrichten. Den Lachs mit der Mischung aus Sojasauce und Sesamöl beträufeln. Mit gehackten Frühlingszwiebeln und optional mit frischen Kräutern garnieren.

Servieren und Aufbewahren: Dieses Rezept reicht für 4 Personen, ideal für eine gesunde und elegante Mahlzeit. Am besten sofort genießen. Bei Bedarf können Sie Reste bis zu 1 Tag im Kühlschrank aufbewahren.

Tipps zum Anpassen: Geben Sie einen Spritzer Reisessig oder einen Spritzer frischen Orangensaft in die Sauce, um sie noch schärfer zu machen. Servieren Sie es mit gedünstetem Gemüse wie Brokkoli oder Bok Choy für eine komplette Mahlzeit. Für eine pikante Note geben Sie einen Spritzer Sriracha oder Chiliflocken in die Sauce.

Dieser gedämpfte Lachs mit Ingwer und Zitrone ist ein leichtes, schmackhaftes und Weight Watchers-freundliches Gericht. Durch das sanfte Dämpfen bleibt die zarte Textur des Lachses erhalten, während Ingwer und Zitrone ihm eine erfrischende Würze verleihen. Genießen Sie dieses einfache, aber raffinierte Gericht, das perfekt für ein nahrhaftes und sättigendes Abendessen ist!

Putenfleischbällchen mit leichter Tomatensoße

Zutaten für Truthahn-Fleischbällchen:

- Putenhackfleisch (mager): 1 Pfund (WW-Punkte: 0 für 99 % fettfrei)
- Vollkornsemmelbrösel: 120 gr (WW-Punkte: 3)
- Ei, verquirlt: 1 großes (WW-Punkte: 0)
- Knoblauch, gehackt: 2 Zehen (WW-Punkte: 0)
- Zwiebel, fein gehackt: 120 gr (WW-Punkte: 0)
- Parmesankäse, gerieben: 2 Esslöffel (WW-Punkte: 1)
- Frische Petersilie, gehackt: 60 gr (WW-Punkte: 0)
- Salz und Pfeffer nach Geschmack (WW-Punkte: 0)
- Kochspray (WW-Punkte: 0)

Zutaten für die Leichte Tomatensoße:

- Zerdrückte Tomaten aus der Dose: 1 Dose (28 Unzen) (WW-Punkte: 0)
- Knoblauch, gehackt: 2 Zehen (WW-Punkte: 0)
- Zwiebel, fein gehackt: 1 kleine (WW-Punkte: 0)
- Getrocknetes Basilikum: 1 Teelöffel (WW-Punkte: 0)
- Getrockneter Oregano: 1 Teelöffel (WW-Punkte: 0)
- Olivenöl: 1 Teelöffel (für die Sauce) (WW-Punkte: 1)
- Salz und Pfeffer nach Geschmack (WW-Punkte: 0)

Nährwertangaben (pro Portion, Rezept ergibt 4 Portionen):

Kalorien: Ca. 250-300 Eiweiß: 25 g Ballaststoffe: 3 g Fett: 8 g Kohlenhydrate: 20 g Zucker: Gering, aus natürlichen Quellen WW-Punkte insgesamt: 5 pro Portion

Kochzeit:

- Zubereitungszeit: 20 Minuten
- Zubereitungszeit: 30 Minuten
- Gesamtzeit: 50 Minuten

Anweisungen:

Zubereitung der Putenfleischbällchen: Den Ofen auf 190°C (375°F) vorheizen. Ein Backblech mit Pergamentpapier auslegen und leicht mit Kochspray bestreichen. In einer großen Schüssel das Putenhackfleisch, die Vollkornbrösel, das geschlagene Ei, den gehackten Knoblauch, die gehackte Zwiebel, den geriebenen Parmesan und die Petersilie vermischen. Mit Salz und Pfeffer würzen. Aus der Mischung Fleischbällchen formen (ca. 1 ½ Zoll Durchmesser) und auf das vorbereitete Backblech legen. Die Fleischbällchen 20-25 Minuten backen, bis sie durchgebraten und leicht gebräunt sind.

Zubereitung der leichten Tomatensoße: In einem Topf das Olivenöl bei mittlerer Hitze erhitzen. Den gehackten Knoblauch und die gehackte Zwiebel anbraten, bis sie weich sind. Die zerkleinerten Tomaten aus der Dose, getrocknetes Basilikum und Oregano hinzufügen. Mit Salz und Pfeffer würzen. Die Sauce zum Köcheln bringen, dann die Hitze reduzieren und etwa 10 Minuten kochen lassen, dabei gelegentlich umrühren.

Fleischbällchen und Sauce vermengen: Sobald die Fleischbällchen gar sind, in die Tomatensauce geben und vorsichtig umrühren, um sie zu überziehen.

Servieren: Die Putenfleischbällchen mit der leichten Tomatensoße heiß servieren und nach Belieben mit zusätzlicher gehackter Petersilie oder geriebenem Parmesan garnieren.

Servieren und Aufbewahren: Dieses Rezept ist für 4 Personen geeignet. Jede Portion enthält eine Portion Fleischbällchen und Sauce. Reste in einem luftdichten Behälter im Kühlschrank bis zu 3 Tage aufbewahren.

Tipps zur Anpassung:

- Fügen Sie der Tomatensauce gehacktes Gemüse wie Paprika oder Pilze hinzu, um die Nährstoffe und den Geschmack zu verbessern.

- Servieren Sie das Gericht mit Vollkornnudeln oder Zucchininudeln für eine komplette Mahlzeit (WW-Punkte entsprechend anpassen).

- Für eine schärfere Sauce können Sie eine Prise rote Paprikaflocken oder einen Schuss scharfe Sauce hinzufügen.

Diese Putenfleischbällchen mit leichter Tomatensoße sind eine köstliche, nahrhafte und Weight Watchers-freundliche Mahlzeit. Die mageren Putenfleischbällchen werden durch die würzige und leichte Tomatensauce perfekt ergänzt und ergeben ein sättigendes und gesundes Gericht. Genießen Sie dieses gemütliche, hausgemachte Gericht, das perfekt für ein Familienessen oder einen gemütlichen Abend ist!

Vollkorn-Risotto mit Steinpilzen

Zutaten:

- Vollkornreis (wie brauner Reis oder Farro): 250 ml (WW-Punkte: 6)
- Getrocknete Steinpilze: 1 Unze (WW-Punkte: 0)
- Natriumarme Gemüsebrühe: 900 ml (WW-Punkte: 1)
- Zwiebel, fein gehackt: 1 mittelgroß (WW-Punkte: 0)
- Knoblauch, gehackt: 2 Zehen (WW-Punkte: 0)
- Weißwein (wahlweise): 120 gr (WW-Punkte: 2)
- Olivenöl: 1 Esslöffel (WW-Punkte: 4)
- Frischer Thymian oder Petersilie, gehackt: 2 Esslöffel (WW-Punkte: 0)
- Parmesankäse, gerieben: 60 gr (WW-Punkte: 3)
- Salz und Pfeffer nach Geschmack (WW-Punkte: 0)

Nährwertangaben (pro Portion, Rezept ergibt 4 Portionen):

Kalorien: Ca. 200-250 Eiweiß: 6 g Ballaststoffe: 3 g Fett: 5 g Kohlenhydrate: 35 g Zucker: Gering, aus natürlichen Quellen WW-Punkte insgesamt: 4 pro Portion

Kochzeit:

- Zubereitungszeit: 15 Minuten
- Zubereitungszeit: 45 Minuten
- Gesamtzeit: 1 Stunde

Anweisungen:

Die Pilze vorbereiten: Die getrockneten Steinpilze in eine Schüssel geben und mit heißem Wasser bedecken. Etwa 20 Minuten einweichen lassen, um sie zu rehydrieren. Die Pilze abtropfen lassen und die Einweichflüssigkeit aufbewahren. Die Pilze zerkleinern und beiseite stellen. Die Einweichflüssigkeit durch ein feinmaschiges Sieb abseihen, um alle Körner zu entfernen. In die Gemüsebrühe geben.

Zubereitung des Risottos: Das Olivenöl in einem großen Topf bei mittlerer Hitze erhitzen. Die gehackte Zwiebel und den gehackten Knoblauch anbraten, bis die Zwiebel glasig ist. Geben Sie den Vollkornreis in die Pfanne und rühren Sie ein paar Minuten, um die Körner zu rösten. Gegebenenfalls den Weißwein hinzugeben und kochen, bis er weitgehend verdampft ist. Nach und nach die in Pilzen eingeweichte Brühe und die Gemüsebrühe zugeben, jeweils eine Tasse auf einmal, und dabei häufig umrühren. Warten Sie, bis die Brühe fast vollständig aufgesogen ist, bevor Sie weitere Brühe hinzufügen. Nach der Hälfte der Kochzeit die gehackten Steinpilze einrühren. Weiter kochen und Brühe hinzufügen, bis der Reis weich und cremig ist, etwa 45 Minuten.

Fertigstellung des Risottos: Frischen Thymian oder Petersilie und geriebenen Parmesankäse unterrühren. Mit Salz und Pfeffer abschmecken. Wenn das Risotto zu dick ist, etwas mehr Brühe zugeben, bis die gewünschte Konsistenz erreicht ist.

Servieren: Das Vollkornrisotto mit Steinpilzen heiß servieren und nach Belieben mit Parmesan oder Kräutern garnieren.

Servieren und Aufbewahren: Dieses Rezept ist für 4 Personen geeignet, ideal für eine herzhafte und elegante Mahlzeit.

Tipps zum Anpassen: Fügen Sie anderes Gemüse wie Spinat, Erbsen oder Spargel hinzu, um mehr Nährstoffe und Geschmack zu erhalten. Für eine nicht-vegetarische Version können Sie gekochtes Hühnerfleisch oder Garnelen hinzufügen (WW-Punkte entsprechend anpassen) und den Parmesan gegen eine vegane Käsealternative austauschen, um es pflanzlich zu machen (WW-Punkte entsprechend anpassen).

Gegrilltes Schweinesteak mit Fenchelsalat

Zutaten für gegrilltes Schweinesteak:

- Schweinesteaks: 4 (je 6 Unzen) (WW-Punkte: 5 pro Steak für magere Stücke)
- Olivenöl: 1 Esslöffel (zum Bestreichen) (WW-Punkte: 4)
- Knoblauchpulver: 1 Teelöffel (WW-Punkte: 0)
- Paprika: 1 Teelöffel (WW-Punkte: 0)
- Salz und Pfeffer nach Geschmack (WW-Punkte: 0)

Zutaten für Fenchelsalat:

- Fenchelknolle, in dünne Scheiben geschnitten: 1 groß (WW-Punkte: 0)
- Rucola: 500 mln (WW-Punkte: 0)
- Orange, segmentiert: 1 (WW-Punkte: 0)
- Rote Zwiebel, in dünne Scheiben geschnitten: 60 gr (WW-Punkte: 0)
- Zitronensaft: 2 Esslöffel (WW-Punkte: 0)
- Olivenöl: 1 Esslöffel (für das Dressing) (WW-Punkte: 4)
- Salz und Pfeffer nach Geschmack (WW-Punkte: 0)
- Optional: Geriebener Parmesankäse (WW-Punkte entsprechend anpassen)

Nährwertangaben (pro Portion, Rezept ergibt 4 Portionen):

Kalorien: Ca. 300-350 Eiweiß: 25 g Ballaststoffe: 3 g Fett: 18 gKohlenhydrate: 10 gZucker: Gering, aus natürlichen Quellen WW-Punkte insgesamt: 10 pro Portion (einschließlich Salatsoße)

Kochzeit:

- Zubereitungszeit: 15 Minuten
- Zubereitungszeit: 10-15 Minuten
- Gesamtzeit: 25-30 Minuten

Anweisungen:

Die Schweinesteaks vorbereiten: Heizen Sie den Grill auf mittlere bis hohe Hitze vor. Die Schweinesteaks mit Olivenöl einpinseln und mit Knoblauchpulver, Paprika, Salz und Pfeffer würzen. Die Schweinesteaks 5-7 Minuten pro Seite grillen oder bis sie eine Innentemperatur von 145°F erreichen. Die Steaks vor dem Servieren einige Minuten ruhen lassen.

Zubereitung des Fenchelsalats: In einer großen Schüssel den in dünne Scheiben geschnittenen Fenchel, den Rucola, die Orangenscheiben und die in dünne Scheiben geschnittenen roten Zwiebeln vermengen. In einer kleinen Schüssel Zitronensaft, Olivenöl, Salz und Pfeffer verquirlen, um das Dressing zuzubereiten. Das Dressing über den Salat gießen und vorsichtig durchschwenken, um ihn zu vermengen. Falls gewünscht, den Salat mit gehobeltem Parmesan bestreuen.

Servieren: Servieren Sie die gegrillten Schweinesteaks zusammen mit dem frischen Fenchelsalat für eine ausgewogene und schmackhafte Mahlzeit.
Servieren und Aufbewahren: Dieses Rezept ist für 4 Personen geeignet. Perfekt für ein Familienessen oder ein Treffen mit Freunden. Bewahren Sie übrig gebliebene Schweinesteaks und Salat separat im Kühlschrank auf. Innerhalb von 2-3 Tagen verbrauchen.

Tipps zum Anpassen: Fügen Sie dem Salat geröstete Nüsse oder Samen (wie Walnüsse oder Kürbiskerne) hinzu, um ihn knackiger zu machen (passen Sie die WW-Punkte entsprechend an). Für mehr Abwechslung können Sie auch andere Gemüsesorten wie Spinat oder gemischten Salat in den Salat geben. Für eine pikante Note reiben Sie die Schweinesteaks mit etwas Chilipulver oder Cayennepfeffer ein.

Spaghetti Zucchini mit Shrimps und Knoblauch

Zutaten:

- Zucchini, spiralisiert: 4 mittelgroß (WW-Punkte: 0)
- Garnelen, geschält und entdarmt: 1 Pfund (WW-Punkte: 1)
- Knoblauch, gehackt: 3 Zehen (WW-Punkte: 0)
- Olivenöl: 2 Esslöffel (WW-Punkte: 8)
- Kirschtomaten, halbiert: 250 ml (WW-Punkte: 0)
- Zitronensaft: 2 Esslöffel (WW-Punkte: 0)
- Rote Paprikaflocken: ½ Teelöffel (optional) (WW-Punkte: 0)
- Frische Petersilie, gehackt: 60 gr (WW-Punkte: 0)
- Salz und Pfeffer nach Geschmack (WW-Punkte: 0)
- Optional: Geriebener Parmesankäse zum Garnieren (WW-Punkte entsprechend anpassen)

Nährwertangaben (pro Portion, Rezept ergibt 4 Portionen):

Kalorien: Ca. 200-250 Eiweiß: 20 g Ballaststoffe: 3 g Fett: 10 g Kohlenhydrate: 10 g Zucker: Gering, aus natürlichen Quellen WW-Punkte insgesamt: 3 pro Portion

Kochzeit:

- Zubereitungszeit: 15 Minuten
- Zubereitungszeit: 10 Minuten
- Gesamtzeit: 25 Minuten

Anweisungen:

Zucchini-Spaghetti zubereiten: Verwenden Sie einen Spiralisierer, um aus den frischen Zucchini Zucchini-Nudeln (Zoodles) zu formen. Legen Sie die Zoodles zum Kochen beiseite.

Zubereitung der Garnelen: 1 Esslöffel Olivenöl in einer großen Pfanne bei mittlerer bis hoher Hitze erhitzen. Die Garnelen mit Salz und Pfeffer würzen und in die Pfanne geben. Braten Sie die Garnelen 2-3 Minuten pro Seite oder bis sie rosa und undurchsichtig sind. Die Garnelen aus der Pfanne nehmen und beiseite stellen.

Zucchini-Spaghetti zubereiten: In dieselbe Pfanne das restliche Olivenöl und den gehackten Knoblauch geben. 1 Minute lang kochen, bis er duftet. Die Zucchini-Nudeln und die Kirschtomaten in die Pfanne geben. 2 bis 3 Minuten sautieren, bis die Nudeln weich, aber noch knackig sind. Den Zitronensaft und die roten Paprikaflocken (falls vorhanden) unterrühren. Die gekochten Garnelen zurück in die Pfanne geben und alles zusammen vermengen. Nach Belieben mit Salz und Pfeffer würzen.

Servieren: Die Zucchini-Spaghetti mit Garnelen heiß servieren, mit gehackter Petersilie garnieren. Optional mit geriebenem Parmesankäse bestreuen, um den Geschmack zu verstärken.

Servieren und Aufbewahren: Dieses Rezept ist für 4 Personen geeignet. Es ist eine leichte und schmackhafte Mahlzeit, perfekt für ein gesundes Abendessen. Am besten frisch genießen. Bei Bedarf können Sie Reste bis zu 1 Tag im Kühlschrank aufbewahren.

Tipps zum Anpassen: Fügen Sie anderes Gemüse wie Spinat, Paprika oder Pilze hinzu, um zusätzliche Nährstoffe und Aromen zu erhalten. Für eine Version ohne Meeresfrüchte können Sie die Garnelen durch gegrillte Hähnchenstreifen oder Tofu ersetzen (WW-Punkte entsprechend anpassen). Beträufeln Sie das Gericht mit etwas Balsamico-Essig für eine pikante Note.

Mageres Rindfleisch-Chili mit Bohnen

Zutaten:

- Mageres Rinderhackfleisch (90% mager): 1 Pfund (WW-Punkte: 5)
- Kidneybohnen aus der Dose, abgespült und abgetropft: 500 mln (WW-Punkte: 0)
- Zwiebel, gehackt: 1 mittelgroß (WW-Punkte: 0)
- Knoblauch, gehackt: 3 Zehen (WW-Punkte: 0)
- Gewürfelte Tomaten aus der Dose mit Saft: 1 Dose (14,5 Unzen) (WW-Punkte: 0)
- Tomatenmark: 2 Esslöffel (WW-Punkte: 0)
- Chilipulver: 2 Esslöffel (WW-Punkte: 0)
- Gemahlener Kreuzkümmel: 1 Teelöffel (WW-Punkte: 0)
- Paprika: 1 Teelöffel (WW-Punkte: 0)
- Rinder- oder Gemüsebrühe, natriumarm: 500 mln (WW-Punkte: 1)
- Olivenöl: 1 Esslöffel (WW-Punkte: 4)
- Salz und Pfeffer nach Geschmack (WW-Punkte: 0)
- Optional: Rote Paprikaflocken oder scharfe Soße für zusätzliche Schärfe (WW-Punkte: 0)
- Optionaler Belag: Fettreduzierter geriebener Käse, leichte saure Sahne, gehackte grüne Zwiebeln (WW-Punkte entsprechend anpassen)

Nährwertangaben (pro Portion, Rezept ergibt 6 Portionen):

Kalorien: Ca. 250-300 Eiweiß: 25 g Ballaststoffe: 6 g Fett: 8 g Kohlenhydrate: 20 g Zucker: Gering, aus natürlichen Quellen WW-Punkte insgesamt: 3 pro Portion (ohne optionale Toppings)

Kochzeit:

- Zubereitungszeit: 15 Minuten
- Zubereitungszeit: 30-40 Minuten
- Gesamtzeit: 45-55 Minuten

Anweisungen:

Das Rindfleisch zubereiten: Das Olivenöl in einem großen Topf bei mittlerer Hitze erhitzen. Die gehackte Zwiebel und den gehackten Knoblauch hinzufügen und andünsten, bis die Zwiebel glasig ist. Das magere Rinderhackfleisch in den Topf geben. Braten Sie das Fleisch mit einem Löffel an, bis es gebräunt und durchgebraten ist.

Das Chili zubereiten: Chilipulver, gemahlenen Kreuzkümmel, Paprika und Tomatenmark einrühren. Weitere 2 Minuten kochen lassen. Die Tomatenwürfel aus der Dose mit ihrem Saft und die Rinder- oder Gemüsebrühe hinzufügen. Die Mischung zum Köcheln bringen. Die abgespülten und abgetropften Kidneybohnen in den Topf geben. Mit Salz, Pfeffer und roten Paprikaflocken oder scharfer Soße abschmecken, falls gewünscht. Lassen Sie das Chili bei niedriger Hitze etwa 30-40 Minuten köcheln und rühren Sie dabei gelegentlich um. Das Chili sollte beim Garen eindicken.

Servieren: Servieren Sie das Chili mit magerem Rindfleisch heiß und nach Belieben mit fettreduziertem Käse, leichter saurer Sahne oder gehackten grünen Zwiebeln.

Servieren und Aufbewahren: Dieses Rezept ist für 6 Personen geeignet und eignet sich perfekt für eine sättigende Familienmahlzeit oder die Vorbereitung einer Mahlzeit. Reste in einem luftdichten Behälter im Kühlschrank bis zu 4 Tage aufbewahren oder für eine längere Aufbewahrung einfrieren.

Gebackene Hähnchenschnitzel mit Haferflockenbröseln

Zutaten:

- Hähnchenbrustschnitzel: 4 (je 4 Unzen) (WW-Punkte: 0)
- Haferflocken: 250 ml (zu Paniermehl vermischt) (WW-Punkte: 8)
- Parmesankäse, gerieben: 60 gr (WW-Punkte: 3)
- Paprika: 1 Teelöffel (WW-Punkte: 0)
- Knoblauchpulver: 1 Teelöffel (WW-Punkte: 0)
- Eiweiß: 2 große (WW-Punkte: 0)
- Salz und Pfeffer nach Geschmack (WW-Punkte: 0)
- Kochspray (WW-Punkte: 0)
- Optional: Getrocknete Kräuter (wie Oregano oder Thymian) für zusätzlichen Geschmack (WW-Punkte: 0)

Nährwertangaben (pro Portion, Rezept ergibt 4 Portionen):

Kalorien: Ca. 200-250 Eiweiß: 25 g Ballaststoffe: 2 g Fett: 4 g Kohlenhydrate: 20 g Zucker: Gering, aus natürlichen Quellen WW-Punkte insgesamt: 3 pro Portion

Kochzeit:

- Zubereitungszeit: 15 Minuten
- Zubereitungszeit: 20-25 Minuten
- Gesamtzeit: 35-40 Minuten

Anweisungen:

Zubereitung der Haferflockenbrösel: Die Haferflocken in einer Küchenmaschine zerkleinern, bis sie wie grobe Brotkrümel aussehen.

Zubereitung der Paniermehlmischung: In einer flachen Schale die Haferflockenbrösel, den geriebenen Parmesankäse, Paprika, Knoblauchpulver und eventuell getrocknete Kräuter vermischen. Mit Salz und Pfeffer würzen.

Das Hähnchen vorbereiten: Den Ofen auf 190°C (375°F) vorheizen. Ein Backblech mit Pergamentpapier auslegen und leicht mit Kochspray einsprühen. Das Eiweiß in einer separaten flachen Schüssel aufschlagen. Jedes Hähnchenschnitzel in das Eiweiß tauchen, dann gleichmäßig mit der Haferflocken-Paniermehl-Mischung bestreichen.

Backen der Hähnchenschnitzel: Die panierten Hähnchenschnitzel auf das vorbereitete Backblech legen. Die Oberseiten der Hähnchenschnitzel leicht mit Kochspray besprühen. Im vorgeheizten Backofen 20-25 Minuten backen, bis das Hähnchen durchgebraten und die Panade knusprig und golden ist.

Servieren: Servieren Sie die gebackenen Hähnchenschnitzel heiß, mit gedünstetem Gemüse, Salat oder einer Dip-Sauce Ihrer Wahl.

Servieren und Aufbewahren: Dieses Rezept ist für 4 Personen geeignet. Es ist eine perfekte Wahl für eine gesunde und sättigende Mahlzeit. Bewahren Sie übrig gebliebene Hähnchenschnitzel in einem luftdichten Behälter im Kühlschrank bis zu 3 Tage auf. Für eine optimale Konsistenz im Ofen oder in der Mikrowelle aufwärmen.

Tipps zum Anpassen: Geben Sie der Paniermehlmischung mit einer Prise Cayennepfeffer oder Chiliflocken etwas Schärfe. Mit Marinara-Soße zum Dippen oder einer Zitronenspalte für einen Zitruskick servieren. Für glutenfreie Anforderungen sicherstellen, dass die Haferflocken als glutenfrei zertifiziert sind. Diese gebackenen Hähnchenschnitzel mit Haferflockenbröseln sind eine gesunde, köstliche und Weight Watchers-freundliche Variante eines klassischen Gerichts. Die Haferflockenbrösel sorgen für einen knusprigen Belag, während der Parmesan für eine würzige Geschmackstiefe sorgt. Genießen Sie diese nahrhaften und schmackhaften Hähnchenschnitzel.

Rindergulasch mit Gemüse und Süßkartoffeln

Zutaten:

- Mageres Rindergulaschfleisch, in Stücke geschnitten: 1 Pfund (WW-Punkte: 5)
- Süßkartoffeln, geschält und gewürfelt: 2 mittelgroße (WW-Punkte: 0)
- Möhren, in Scheiben geschnitten: 2 mittelgroße (WW-Punkte: 0)
- Zwiebel, gehackt: 1 mittelgroß (WW-Punkte: 0)
- Stangensellerie, in Scheiben geschnitten: 2 (WW-Punkte: 0)
- Knoblauch, gehackt: 2 Zehen (WW-Punkte: 0)
- Natriumarme Rinderbrühe: 900 ml (WW-Punkte: 2)
- Gewürfelte Tomaten (aus der Dose): 1 Dose (14,5 Unzen) (WW-Punkte: 0)
- Tomatenmark: 2 Esslöffel (WW-Punkte: 0)
- Worcestershire-Sauce: 1 Esslöffel (WW-Punkte: 0)
- Getrockneter Thymian: 1 Teelöffel (WW-Punkte: 0)
- Lorbeerblatt: 1 (WW-Punkte: 0)
- Olivenöl: 1 Esslöffel (WW-Punkte: 4)
- Salz und Pfeffer nach Geschmack (WW-Punkte: 0)
- Optional: Frische Petersilie, gehackt, zum Garnieren (WW-Punkte: 0)

Nährwertangaben (pro Portion, Rezept ergibt 6 Portionen):

Kalorien: Ca. 250-300 Eiweiß: 25 g Ballaststoffe: 4 g Fett: 8 g Kohlenhydrate: 20 g Zucker: Gering, aus natürlichen Quellen WW-Punkte insgesamt: 2 pro Portion

Kochzeit:

- Zubereitungszeit: 20 Minuten
- Zubereitungszeit: 1 Stunde 30 Minuten
- Gesamtzeit: 1 Stunde 50 Minuten

Anweisungen:

Rindfleisch anbraten: Olivenöl in einem großen Topf bei mittlerer bis hoher Hitze erhitzen. Die Rindfleischstücke mit Salz und Pfeffer würzen. Das Rindfleisch schubweise anbraten, so dass jedes Stück von allen Seiten angebraten wird. Das angebratene Rindfleisch herausnehmen und beiseite stellen.

Den Grundstoff für den Eintopf vorbereiten: In denselben Topf die gehackten Zwiebeln, Karotten, Sellerie und den gehackten Knoblauch geben. Anbraten, bis das Gemüse anfängt, weich zu werden. Das Tomatenmark einrühren und eine Minute lang kochen lassen.

Den Eintopf zubereiten: Die natriumarme Rinderbrühe, die Tomatenwürfel aus der Dose, die Worcestershire-Sauce, den getrockneten Thymian und das Lorbeerblatt in den Topf geben. Zum Köcheln bringen. Das angebratene Rindfleisch wieder in den Topf geben. Zugedeckt etwa 1 Stunde köcheln lassen, dabei gelegentlich umrühren.

Süßkartoffeln zugeben: Die gewürfelten Süßkartoffeln in den Topf geben. Den Eintopf weitere 30 Minuten köcheln lassen, oder bis die Süßkartoffeln und das Rindfleisch weich sind.

Servieren: Den Rindereintopf heiß servieren, nach Belieben mit gehackter frischer Petersilie garnieren.

Servieren und Aufbewahren: Dieses Rezept ist für 6 Personen geeignet, ideal für eine Familienmahlzeit oder als Resteverwertung. Bewahren Sie übrig gebliebenen Eintopf in einem luftdichten Behälter bis zu 3 Tage im Kühlschrank auf oder frieren Sie ihn für eine längere Aufbewahrung ein.

Vegetarische Lasagne mit Zucchini und Ricotta-Käse

Zutaten:

- Zucchini, der Länge nach in dünne Scheiben geschnitten: 4 große (WW-Punkte: 0)
- Ricotta-Käse, teilentrahmt: 500 mln (WW-Punkte: 9)
- Spinat, frisch oder gefroren (aufgetaut und abgetropft, wenn gefroren): 500 mln (WW-Punkte: 0)
- Ei, verquirlt: 1 großes (WW-Punkte: 0)
- Knoblauch, gehackt: 2 Zehen (WW-Punkte: 0)
- Geschredderter Mozzarella-Käse, teilentrahmt: 250 ml (WW-Punkte: 8)
- Geriebener Parmesankäse: 60 gr (WW-Punkte: 3)
- Tomatensauce, ohne Zuckerzusatz: 500 mln (WW-Punkte: 0)
- Getrocknetes Basilikum: 1 Teelöffel (WW-Punkte: 0)
- Getrockneter Oregano: 1 Teelöffel (WW-Punkte: 0)
- Salz und Pfeffer nach Geschmack (WW-Punkte: 0)
- Kochspray (WW-Punkte: 0)

Nährwertangaben (pro Portion, Rezept ergibt 4 Portionen):

Kalorien: Ca. 250-300 Eiweiß: 18 g Ballaststoffe: 3 g Fett: 12 g Kohlenhydrate: 20 g Zucker: Gering, aus natürlichen Quellen WW-Punkte insgesamt: 4 pro Portion

Kochzeit:

- Zubereitungszeit: 20 Minuten
- Zubereitungszeit: 45 Minuten
- Gesamtzeit: 1 Stunde 5 Minuten

Anweisungen:

Die Füllung vorbereiten: Den Ofen auf 190°C (375°F) vorheizen. In einer Schüssel den Ricotta-Käse, den Spinat, das geschlagene Ei, den gehackten Knoblauch, das Salz und den Pfeffer vermengen. Beiseite stellen.

Zusammensetzen der Lasagne: Eine Auflaufform leicht mit Kochspray einsprühen. Eine dünne Schicht Tomatensoße auf dem Boden der Form verteilen. Die in dünne Scheiben geschnittenen Zucchini über die Soße schichten, sodass sie bedeckt sind. Die Hälfte der Ricottamischung auf den Zucchini verteilen. Mit einer Schicht Mozzarellakäse bestreuen. Wiederholen Sie die Schichten: Sauce, Zucchini, Ricotta-Mischung und Mozzarella-Käse. Mit der restlichen Tomatensauce übergießen und mit Parmesan bestreuen. Mit getrocknetem Basilikum und Oregano bestreuen.

Die Lasagne backen: Die Auflaufform mit Alufolie abdecken und 30 Minuten lang backen. Die Folie entfernen und weitere 15 Minuten backen, oder bis die Oberseite goldgelb und sprudelnd ist.

Servieren: Die Lasagne einige Minuten abkühlen lassen, bevor sie in Scheiben geschnitten und serviert wird.

Servieren und Aufbewahren: Dieses Rezept ist für 6 Personen geeignet, ideal für ein Familienessen oder eine Versammlung. Reste in einem luftdichten Behälter im Kühlschrank bis zu 3 Tage aufbewahren.

Tipps zum Anpassen: Fügen Sie der Ricotta-Mischung sautierte Champignons, Paprika oder Zwiebeln hinzu, um den Geschmack und die Textur zu verbessern. Tauschen Sie Zucchini gegen Auberginen aus, um eine andere Variante zu erhalten. Für eine vegane Version können Sie pflanzliche Ricotta- und Mozzarella-Alternativen verwenden (WW-Punkte entsprechend anpassen).

Kabeljaufilet mit Kirschtomaten und Oliven

Zutaten:

- Kabeljaufilets: 4 (je 6 Unzen) (WW-Punkte: 0)
- Kirschtomaten, halbiert: 500 mln (WW-Punkte: 0)
- Kalamata-Oliven, entkernt und in Scheiben geschnitten: 120 gr (WW-Punkte: 2)
- Knoblauch, gehackt: 2 Zehen (WW-Punkte: 0)
- Olivenöl: 2 Esslöffel (WW-Punkte: 8)
- Zitronensaft: 2 Esslöffel (WW-Punkte: 0)
- Frische Petersilie, gehackt: 60 gr (WW-Punkte: 0)
- Salz und Pfeffer nach Geschmack (WW-Punkte: 0)
- Optional: Kapern, abgespült: 2 Esslöffel (WW-Punkte: 0)

Nährwertangaben (pro Portion, Rezept ergibt 4 Portionen):

Kalorien: Ca. 200-250 Eiweiß: 25 g Ballaststoffe: 2 g Fett: 10 g Kohlenhydrate: 6 g Zucker: Gering, aus natürlichen Quellen WW-Punkte insgesamt: 3 pro Portion

Kochzeit:

- Zubereitungszeit: 10 Minuten
- Zubereitungszeit: 15-20 Minuten
- Gesamtzeit: 25-30 Minuten

Anweisungen:

Den Kabeljau zubereiten: Den Ofen auf 400°F (200°C) vorheizen. Die Kabeljaufilets mit Salz und Pfeffer würzen. Beiseite stellen.

Zubereitung der Tomaten-Oliven-Mischung: In einer Schüssel die halbierten Kirschtomaten, die in Scheiben geschnittenen Kalamata-Oliven, den gehackten Knoblauch, den Zitronensaft und die gehackte Petersilie vermengen. Mit 1 Esslöffel Olivenöl beträufeln und gut vermischen.

Den Kabeljau backen: Die Kabeljaufilets in eine Auflaufform legen, die leicht mit Kochspray oder dem restlichen Olivenöl bestrichen ist. Die Tomaten-Oliven-Mischung über die Kabeljaufilets schöpfen. Falls verwendet, Kapern darüber streuen. Im vorgeheizten Backofen 15-20 Minuten backen, bis der Kabeljau blättrig und durchgebraten ist.

Servieren: Die gebackenen Kabeljaufilets mit den Kirschtomaten und den Oliven heiß servieren. Nach Belieben mit zusätzlicher frischer Petersilie garnieren.

Servieren und Aufbewahren: Dieses Rezept ist für 4 Personen geeignet, perfekt für eine nahrhafte und schmackhafte Mahlzeit. Am besten frisch genießen. Bei Bedarf können Sie die Reste bis zu 2 Tage im Kühlschrank aufbewahren.

Tipps zum Anpassen: Fügen Sie der Tomaten-Oliven-Mischung dünn geschnittene rote Zwiebeln oder Paprikaschoten hinzu, um den Geschmack zu verstärken. Beträufeln Sie den Kabeljau vor dem Servieren mit einer Balsamicoglasur, um ihm einen Hauch von Süße zu verleihen. Servieren Sie dazu Quinoa, braunen Reis oder gedünstetes Gemüse, um eine komplette Mahlzeit zu erhalten (WW-Punkte entsprechend anpassen).

Dieses Kabeljaufilet mit Kirschtomaten und Oliven ist ein leichtes, köstliches und Weight Watchers-freundliches Gericht. Es kombiniert den milden Geschmack von Kabeljau mit dem mediterranen Flair von Tomaten, Oliven und Kapern, alles zusammen mit einem pikanten Zitronendressing. Genießen Sie dieses einfache, aber elegante Gericht, das perfekt für ein gesundes und sättigendes Abendessen ist!

Gebratenes Hähnchen mit aromatischen Kräutern und Zitrone

Zutaten:

- Ganzes Huhn (ca. 3-4 Pfund), ohne Innereien (WW-Punkte: 0 für Brustfleisch ohne Haut)
- Frische Kräuter (Rosmarin, Thymian, Petersilie): 60 gr, gehackt (WW-Punkte: 0)
- Zitrone, halbiert: 1 (WW-Punkte: 0)
- Knoblauchzehen, gehackt: 4 (WW-Punkte: 0)
- Olivenöl: 2 Esslöffel (WW-Punkte: 8)
- Salz und Pfeffer nach Geschmack (WW-Punkte: 0)
- Optional: Gemüse (Karotten, Kartoffeln, Zwiebeln), gehackt zum Braten (WW-Punkte entsprechend anpassen)

Nährwertangaben (pro Portion, Rezept ergibt 4 Portionen):

Kalorien: Ca. 300-400 (variiert je nach verzehrtem Hühnerteil) Eiweiß: 25-30 g Ballaststoffe: 1 g (aus optionalem Gemüse) Fett: 15-20 g Kohlenhydrate: 3-5 g (aus Zitrone und optionalem Gemüse) WW-Punkte insgesamt: 2 pro Portion (ohne optionales Gemüse und bei Verwendung von Brustfleisch ohne Haut)

Kochzeit:

- Zubereitungszeit: 15 Minuten
- Zubereitungszeit: 1 Stunde 20 Minuten
- Gesamtzeit: 1 Stunde 35 Minuten

Anweisungen:

Das Hähnchen vorbereiten: Den Ofen auf 190°C (375°F) vorheizen. Das Huhn unter kaltem Wasser abspülen und mit Papiertüchern trocken tupfen. Das Huhn rundherum mit 1 Esslöffel Olivenöl einreiben. Innen und außen mit Salz, Pfeffer und der Hälfte der gehackten Kräuter würzen. Den Hohlraum des Huhns mit den Zitronenhälften und den restlichen Kräutern füllen. Binden Sie die Beine mit Küchengarn zusammen und stecken Sie die Flügelspitzen unter den Körper.

Optionales Gemüsebett: Wenn Sie Gemüse verwenden, schwenken Sie es im restlichen Olivenöl, salzen und pfeffern Sie es und verteilen Sie es in einer Bratpfanne.

Braten des Huhns: Das Hähnchen mit der Brustseite nach oben auf das Gemüsebett (falls verwendet) oder auf einen Bratrost legen. Im vorgeheizten Ofen etwa 1 Stunde und 20 Minuten braten, oder bis die Innentemperatur an der dicksten Stelle des Schenkels 165°F (74°C) erreicht. Das Huhn gelegentlich mit dem Bratensaft begießen.

Ruhen lassen und servieren: Nach dem Garen das Huhn aus dem Ofen nehmen und vor dem Tranchieren 10 Minuten ruhen lassen. Servieren Sie das gebratene Hähnchen mit den Kräutern und der Zitrone und dem gebratenen Gemüse, falls vorbereitet.

Servieren und Aufbewahren: Dieses Rezept ist für 4 Personen geeignet. Es ist ein herzhaftes und schmackhaftes Gericht, das sich perfekt für ein Familienessen eignet. Bewahren Sie übrig gebliebenes Hähnchen in einem luftdichten Behälter im Kühlschrank bis zu 3 Tage auf.

Tipps zum Anpassen: Geben Sie einen Schuss Weißwein in die Bratpfanne, um den Geschmack zu verstärken. Für einen schärferen Kick fügen Sie der Kräutermischung zerstoßene rote Pfefferflocken hinzu. Servieren Sie das Gericht mit braunem Reis oder Quinoa als Beilage für eine sättigende Mahlzeit (WW-Punkte entsprechend anpassen).

Rindergeschnetzeltes mit Rucola und Parmesankäse

Zutaten:

- Rinderfilet oder Lendensteak: 1 Pfund (WW-Punkte: 5 für magere Stücke)
- Rucola: 900 ml (WW-Punkte: 0)
- Parmesankäse, gehobelt: 120 gr (WW-Punkte: 3)
- Olivenöl: 2 Esslöffel (für Dressing und zum Kochen) (WW-Punkte: 8)
- Balsamico-Essig: 2 Esslöffel (WW-Punkte: 0)
- Knoblauch, gehackt: 1 Gewürznelke (WW-Punkte: 0)
- Salz und Pfeffer nach Geschmack (WW-Punkte: 0)
- Zitronensaft: 1 Esslöffel (optional) (WW-Punkte: 0)

Nährwertangaben (pro Portion, Rezept ergibt 4 Portionen):

Kalorien: Ca. 250-300 Eiweiß: 25 g Ballaststoffe: 1 g Fett: 15 g Kohlenhydrate: 3 g Zucker: Gering, aus natürlichen Quellen WW-Punkte insgesamt: 4 pro Portion

Kochzeit:

- Zubereitungszeit: 10 Minuten
- Zubereitungszeit: 10 Minuten
- Gesamtzeit: 20 Minuten

Anweisungen:

Rindfleisch zubereiten: Das Rindersteak mit Salz und Pfeffer würzen. 1 Esslöffel Olivenöl in einer Pfanne auf mittlerer bis hoher Stufe erhitzen. Das Steak bis zum gewünschten Gargrad braten, etwa 4-5 Minuten pro Seite für medium-rare. Vom Herd nehmen und das Steak ein paar Minuten ruhen lassen, bevor es gegen die Faser geschnitten wird.

Den Salat zubereiten: In einer großen Schüssel den Rucola und den gehobelten Parmesan vermengen. In einer kleinen Schüssel das restliche Olivenöl, den Balsamico-Essig, den gehackten Knoblauch und optional den Zitronensaft für das Dressing verquirlen. Mit Salz und Pfeffer würzen. Das Dressing über den Rucola und den Parmesankäse träufeln und vorsichtig durchschwenken, damit es sich verteilt.

Servieren: Den Salat auf Tellern anrichten und mit den Scheiben des gekochten Rindersteaks belegen. Sofort servieren, um eine frische und sättigende Mahlzeit zu erhalten.

Servieren und Aufbewahren: Dieses Rezept ist für 4 Personen geeignet und eignet sich perfekt für ein leichtes, aber reichhaltiges Mittag- oder Abendessen.

- Am besten frisch genießen. Wenn Reste übrig bleiben, das Rindfleisch und den Salat getrennt im Kühlschrank aufbewahren und innerhalb von 2 Tagen verbrauchen.

Tipps zur Anpassung:

- Fügen Sie dem Salat Kirschtomaten, geschnittene rote Zwiebeln oder Gurken hinzu, um mehr Abwechslung zu schaffen.
- Für eine pikante Note können Sie den Salat mit etwas Zitronenschale verfeinern.
- Servieren Sie es mit Vollkornbrot oder geröstetem Gemüse für eine reichhaltigere Mahlzeit (WW-Punkte entsprechend anpassen).

Auberginenrouladen mit Ricotta und Spinat

Zutaten:

- Auberginen: 2 große, der Länge nach in dünne Streifen geschnitten (WW-Punkte: 0)

- Ricotta-Käse, teilentrahmt: 250 ml (WW-Punkte: 9)

- Spinat, frisch oder gefroren (aufgetaut und trockengedrückt, wenn gefroren): 500 mln (WW-Punkte: 0)

- Ei, verquirlt: 1 großes (WW-Punkte: 0)

- Knoblauch, gehackt: 2 Zehen (WW-Punkte: 0)

- Geriebener Parmesankäse: 60 gr (WW-Punkte: 3)

- Mozzarella-Käse, teilentrahmt, geraspelt: 120 gr (WW-Punkte: 4)

- Marinara-Sauce, ohne Zuckerzusatz: 250 ml (WW-Punkte: 2)

- Olivenöl: Zum Einpinseln (WW-Punkte: 1 Esslöffel = 4 Punkte, je nach Verbrauch anpassen)

- Salz und Pfeffer nach Geschmack (WW-Punkte: 0)

- Frisches Basilikum, gehackt (optional zum Garnieren) (WW-Punkte: 0)

Nährwertangaben (pro Portion, Rezept ergibt 4 Portionen):

Kalorien: Ca. 200-250 Eiweiß: 15 g Ballaststoffe: 4 g Fett: 10 g Kohlenhydrate: 15 g Zucker: Gering, hauptsächlich aus der Marinara-Sauce WW-Punkte insgesamt: 5 pro Portion

Kochzeit:

- Zubereitungszeit: 20 Minuten
- Zubereitungszeit: 30 Minuten
- Gesamtzeit: 50 Minuten

Anweisungen:

Die Aubergine vorbereiten: Den Ofen auf 190°C (375°F) vorheizen. Ein Backblech mit Pergamentpapier auslegen. Schneiden Sie die Auberginen der Länge nach in dünne Streifen, etwa ¼-Zoll dick. Beide Seiten der Auberginenscheiben leicht mit Olivenöl bestreichen und mit Salz und Pfeffer würzen. Die Scheiben auf dem Backblech in einer einzigen Schicht anordnen. Im vorgeheizten Ofen 10-12 Minuten rösten, bis die Auberginen weich und biegsam sind.

Die Füllung zubereiten: Ricotta-Käse, Spinat, verquirltes Ei, gehackten Knoblauch und die Hälfte des Parmesans in einer Schüssel vermischen. Mit Salz und Pfeffer würzen.

Zusammensetzen der Rouladen: Jede Auberginenscheibe mit einer Schicht der Ricottamischung bestreichen. Die Scheiben vom schmalen Ende her aufrollen und mit der Nahtseite nach unten in eine Auflaufform legen.

Die Rouladen backen: Die Marinarasauce über die Auberginenrouladen gießen. Mit dem geriebenen Mozzarella und dem restlichen Parmesankäse bestreuen. Im Backofen 15-20 Minuten backen, bis der Käse geschmolzen ist und Blasen wirft.

Servieren: Die Auberginenrouladen heiß servieren und nach Belieben mit frischem Basilikum garnieren.

Servieren und Aufbewahren: Dieses Rezept ist für 4 Personen geeignet, perfekt für eine schmackhafte und sättigende Mahlzeit. Reste in einem luftdichten Behälter im Kühlschrank bis zu 2 Tage aufbewahren.

Pad Thai mit Tofu und Gemüse

Zutaten:

- Fester Tofu, gepresst und in Würfel geschnitten: 14 Unzen (WW-Punkte: 3)
- Reisnudeln: 8 Unzen (WW-Punkte: 11)
- Karotten, in Juliennestücke geschnitten: 250 ml (WW-Punkte: 0)
- Paprika, in dünne Scheiben geschnitten: 1 (WW-Punkte: 0)
- Bohnensprossen: 250 ml (WW-Punkte: 0)
- Grüne Zwiebeln, in Scheiben geschnitten: 60 gr (WW-Punkte: 0)
- Knoblauch, gehackt: 2 Zehen (WW-Punkte: 0)
- Frischer Koriander, gehackt: 60 gr (WW-Punkte: 0)
- Erdnüsse, zerkleinert zum Garnieren: 60 gr (WW-Punkte: 4)
- Limettenspalten zum Servieren (WW-Punkte: 0)

Zutaten für Pad Thai Sauce:

- Tamarindenpaste: 2 Esslöffel WW-Punkte0)
- Natriumreduzierte Sojasauce: 3 Esslöffel (WW-Punkte: 0)
- Brauner Zucker oder Honig: 2 Esslöffel (WW-Punkte: 4)
- Reisessig: 1 Esslöffel (WW-Punkte: 0)
- Rote Paprikaflocken (optional): ½ Teelöffel (WW-Punkte: 0)

Nährwertangaben (pro Portion, Rezept ergibt 4 Portionen):

Kalorien: Ca. 350-400 Eiweiß: 15 g Ballaststoffe: 3 g Fett: 10 g Kohlenhydrate: 55 g Zucker: Variiert je nach Zutaten der Sauce WW-Punkte insgesamt: 5 pro Portion

Kochzeit:

- Zubereitungszeit: 20 Minuten
- Zubereitungszeit: 15 Minuten
- Gesamtzeit: 35 Minuten

Anweisungen:

Tofu zubereiten: Eine antihaftbeschichtete Pfanne auf mittlerer Stufe erhitzen. Die Tofuwürfel hineingeben und braten, bis sie auf allen Seiten gebräunt sind. Beiseite stellen.

Nudeln kochen: Die Reisnudeln nach Packungsanweisung bissfest kochen. Abgießen und beiseite stellen.

Zubereitung der Pad-Thai-Sauce: In einer kleinen Schüssel Tamarindenpaste, Sojasauce, braunen Zucker oder Honig, Reisessig und rote Paprikaflocken (falls verwendet) vermischen. Umrühren, bis alles gut vermischt ist.

Das Gericht unter Rühren anbraten: In einer großen Pfanne oder einem Wok etwas Kochspray oder einen Spritzer Wasser erhitzen und den gehackten Knoblauch, die in Scheiben geschnittenen Karotten und die in Scheiben geschnittene Paprika hinzufügen. Die gekochten Nudeln, den Tofu und die Sojasprossen in die Pfanne geben und die Pad-Thai-Sauce über die Nudelmischung gießen. Schwenken Sie alles, um es gleichmäßig zu beschichten, und erhitzen Sie es.

Servieren: Servieren Sie das Pad Thai heiß, garniert mit geschnittenen grünen Zwiebeln, gehacktem Koriander, zerstoßenen Erdnüssen und Limettenspalten.

Polenta mit Champignons und Gorgonzola Light

Zutaten:

- Polenta (Maismehl): 250 ml (WW-Punkte: 8)
- Natriumarme Gemüsebrühe: 900 ml (WW-Punkte: 1)
- Champignons (z. B. Cremini oder Portobello), in Scheiben geschnitten: 500 mln (WW-Punkte: 0)
- Leichter Gorgonzola-Käse, zerbröckelt: 120 gr (WW-Punkte: 6)
- Knoblauch, gehackt: 2 Zehen (WW-Punkte: 0)
- Olivenöl: 1 Esslöffel (WW-Punkte: 4)
- Frischer Thymian oder Petersilie, gehackt: 2 Esslöffel (WW-Punkte: 0)
- Salz und Pfeffer nach Geschmack (WW-Punkte: 0)

Nährwertangaben (pro Portion, Rezept ergibt 4 Portionen):

Kalorien: Ca. 200-250 Eiweiß: 6 g Ballaststoffe: 2 g Fett: 7 g Kohlenhydrate: 35 g Zucker: Gering, aus natürlichen Quellen WW-Punkte insgesamt: 5 pro Portion

Kochzeit:

- Zubereitungszeit: 10 Minuten
- Zubereitungszeit: 30 Minuten
- Gesamtzeit: 40 Minuten

Anweisungen:

Die Polenta zubereiten: In einem mittelgroßen Kochtopf die natriumarme Gemüsebrühe zum Kochen bringen. Nach und nach die Polenta einrühren und die Hitze auf niedrige Stufe reduzieren. Die Polenta unter häufigem Rühren kochen, bis sie eindickt und weich ist, etwa 25-30 Minuten. Nach Belieben mit Salz würzen.

Den Pilzbelag zubereiten: In einer Pfanne das Olivenöl bei mittlerer Hitze erhitzen. Die in Scheiben geschnittenen Champignons und den gehackten Knoblauch hinzufügen. Anbraten, bis die Pilze zart und gebräunt sind, etwa 8-10 Minuten. Mit Salz, Pfeffer und frischem Thymian oder Petersilie würzen.

Das Gericht zusammenstellen: Die gekochte Polenta auf Tellern oder in Schüsseln verteilen. Die Polenta mit den sautierten Pilzen belegen. Den zerbröckelten Gorgonzola-Käse über die Pilze streuen.

Servieren: Die Polenta mit Pilzen und Gorgonzola leicht erwärmt servieren und nach Belieben mit zusätzlichen frischen Kräutern garnieren.

Servieren und Aufbewahren: Dieses Rezept ist für 4 Personen geeignet. Es ist eine gemütliche und schmackhafte Mahlzeit, perfekt für jede Gelegenheit. Bewahren Sie eventuelle Reste separat im Kühlschrank auf und wärmen Sie sie vor dem Servieren wieder auf.

Tipps zum Anpassen: Fügen Sie der Pilzmischung sautierten Spinat oder Grünkohl hinzu, um mehr Grün zu erhalten. Für eine nicht-vegetarische Version können Sie knusprigen Speck oder Pancetta hinzufügen (WW-Punkte entsprechend anpassen). Beträufeln Sie das Gericht mit einer Balsamico-Reduktion für zusätzliche Süße und Schärfe.

Diese Polenta mit Pilzen und Gorgonzola Light ist ein cremiges, herzhaftes und Weight Watchers-freundliches Gericht. Die Kombination aus weicher Polenta, erdigen Pilzen und würzigem Gorgonzola ergibt eine köstliche Mischung aus Aromen und Texturen. Genießen Sie dieses elegante und sättigende Gericht, das sich perfekt für einen gemütlichen Abend oder ein besonderes Abendessen eignet!

Vollkornpizza mit gegrilltem Gemüse

Zutaten:

- Vollkornpizzateig: 1 Pfund (im Laden gekauft oder selbst gemacht) (WW-Punkte: 16)
- Paprikaschoten (verschiedene Farben), in Scheiben geschnitten: 2 mittelgroße (WW-Punkte: 0)
- Zucchini, in dünne Scheiben geschnitten: 1 mittelgroß (WW-Punkte: 0)
- Rote Zwiebel, in dünne Scheiben geschnitten: 1 kleine (WW-Punkte: 0)
- Kirschtomaten, halbiert: 250 ml (WW-Punkte: 0)
- Teilentrahmter Mozzarella-Käse, geraspelt: 250 ml (WW-Punkte: 8)
- Tomatensauce, ohne Zuckerzusatz: 120 gr (WW-Punkte: 0)
- Olivenöl: Zum Einpinseln (WW-Punkte: 1 Esslöffel = 4 Punkte, je nach Verbrauch anpassen)
- Knoblauch, gehackt: 2 Zehen (WW-Punkte: 0)
- Getrockneter Oregano: 1 Teelöffel (WW-Punkte: 0)
- Salz und Pfeffer nach Geschmack (WW-Punkte: 0)
- Frische Basilikumblätter, zum Garnieren (WW-Punkte: 0)

Nährwertangaben (pro Portion, Rezept ergibt 4 Portionen):

Kalorien: Ca. 300-350 Eiweiß: 15 g Ballaststoffe: 5 g Fett: 10 g Kohlenhydrate: 45 g Zucker: Gering, aus natürlichen Quellen WW-Punkte insgesamt: 7 pro Portion

Kochzeit:

- Zubereitungszeit: 20 Minuten
- Zubereitungszeit: 20 Minuten
- Gesamtzeit: 40 Minuten

Anweisungen:

Zubereitung des gegrillten Gemüses: Heizen Sie einen Grill oder eine Grillpfanne bei mittlerer bis hoher Hitze vor. Paprika, Zucchini und rote Zwiebeln mit etwas Olivenöl einpinseln. Mit Salz und Pfeffer würzen. Das Gemüse grillen, bis es zart und leicht verkohlt ist, dabei gelegentlich wenden. Beiseite stellen.

Zusammensetzen der Pizza: Heizen Sie den Ofen auf 245°C (475°F) vor. Wenn Sie einen Pizzastein haben, stellen Sie ihn zum Vorheizen in den Ofen. Den Vollkornpizzateig auf einer bemehlten Fläche auf die gewünschte Dicke ausrollen. Geben Sie den ausgerollten Teig auf ein mit Pergamentpapier ausgelegtes Pizzablech oder Backblech. Verteilen Sie die Tomatensauce auf dem Teig, lassen Sie dabei einen kleinen Rand frei. Gehackten Knoblauch und getrockneten Oregano über die Sauce streuen. Das gegrillte Gemüse gleichmäßig auf der Sauce verteilen. Mit geriebenem Mozzarella-Käse bestreuen.

Die Pizza backen: Die Pizza auf den vorgeheizten Pizzastein schieben oder das Backblech in den Ofen schieben. 15-20 Minuten backen, bis die Kruste goldgelb und der Käse sprudelnd ist.

Servieren: Die Pizza vor dem Aufschneiden und Servieren mit frischen Basilikumblättern garnieren.

Servieren und Aufbewahren: Dieses Rezept ist für 4 Personen geeignet. Es ist eine perfekte Mahlzeit für Familienessen oder Versammlungen. Bewahren Sie übrig gebliebene Pizza in einem luftdichten Behälter im Kühlschrank bis zu 2 Tage auf.

Tipps zum Anpassen: Fügen Sie für mehr Abwechslung anderes gegrilltes Gemüse wie Auberginen oder Pilze hinzu. Für zusätzliches Eiweiß können Sie gegrillte Hähnchen- oder Putenscheiben verwenden (WW-Punkte entsprechend anpassen). Tauschen Sie Mozzarella gegen fettreduzierten Käse aus, um WW-Punkte zu sparen.

Linsenauflauf mit vegetarischer Wurst

Zutaten:

- Grüne oder braune Linsen: 250 ml (WW-Punkte: 0)
- Vegetarische Wurst, in Scheiben geschnitten: 4 Glieder (WW-Punkte: je nach Marke unterschiedlich, Verpackung prüfen)
- Zwiebel, gehackt: 1 mittelgroß (WW-Punkte: 0)
- Möhren, gewürfelt: 2 mittelgroß (WW-Punkte: 0)
- Stangensellerie, gewürfelt: 2 (WW-Punkte: 0)
- Knoblauch, gehackt: 3 Zehen (WW-Punkte: 0)
- Gewürfelte Tomaten aus der Dose: 1 Dose (14,5 Unzen) (WW-Punkte: 0)
- Gemüsebrühe: 730 mln (WW-Punkte: 1)
- Olivenöl: 1 Esslöffel (WW-Punkte: 4)
- Getrockneter Thymian: 1 Teelöffel (WW-Punkte: 0)
- Getrockneter Rosmarin: 1 Teelöffel (WW-Punkte: 0)
- Salz und Pfeffer nach Geschmack (WW-Punkte: 0)
- Optional: Frische Petersilie, gehackt, zum Garnieren (WW-Punkte: 0)

Nährwertangaben (pro Portion, Rezept ergibt 6 Portionen):

Kalorien: Ca. 200-250 Eiweiß: 15 g Ballaststoffe: 6 g Fett: 5 g Kohlenhydrate: 30 g Zucker: Gering, aus natürlichen Quellen WW-Punkte insgesamt: 2 pro Portion (ohne Punkte für vegetarische Würstchen)

Kochzeit:

- Zubereitungszeit: 15 Minuten
- Zubereitungszeit: 45 Minuten
- Gesamtzeit: 1 Stunde

Anweisungen:

Die Zutaten vorbereiten: Die Linsen unter kaltem Wasser abspülen und beiseite stellen. Das Olivenöl in einer großen Pfanne bei mittlerer Hitze erhitzen. Die in Scheiben geschnittene vegetarische Wurst hinzugeben und braten, bis sie gebräunt ist. Aus der Pfanne nehmen und beiseite stellen.

Das Gemüse garen: In dieselbe Pfanne die gehackte Zwiebel, die gewürfelten Karotten und den Sellerie geben. Kochen, bis das Gemüse weich ist. Den gehackten Knoblauch, den getrockneten Thymian und den Rosmarin einrühren. Eine weitere Minute kochen lassen.

Die Kasserolle zusammensetzen: Den Ofen auf 190°C (375°F) vorheizen. In einer großen Auflaufform das gekochte Gemüse, die Linsen, die Tomatenwürfel aus der Dose, die Gemüsebrühe und die gekochte vegetarische Wurst vermischen. Nach Belieben mit Salz und Pfeffer würzen.

Die Kasserolle backen: Die Auflaufform mit einem Deckel oder Alufolie abdecken. Im vorgeheizten Ofen 45 Minuten backen oder bis die Linsen weich sind und die Flüssigkeit weitgehend aufgesogen ist.

Servieren: Den Linsenauflauf heiß servieren und nach Belieben mit gehackter frischer Petersilie garnieren.

Servieren und Aufbewahren: Dieses Rezept ist für 6 Personen geeignet. Es ist ein herzhaftes und sättigendes vegetarisches Gericht. Reste in einem luftdichten Behälter im Kühlschrank bis zu 3 Tage aufbewahren.

Tipps zum Anpassen: Fügen Sie für mehr Abwechslung anderes Gemüse wie Spinat, Paprika oder Zucchini hinzu. Geben Sie eine Prise geräucherten Paprika für einen rauchigen Geschmack hinzu. Für eine vegane Version stellen Sie sicher, dass die vegetarische Wurst veganfreundlich ist und lassen Sie die optionale Käsebeilage weg.

Kürbis-Risotto mit Salbei und Walnüssen

Zutaten:

- Arborio-Reis: 250 ml (WW-Punkte: 6)
- Kürbispüree (aus der Dose oder frisch): 250 ml (WW-Punkte: 0)
- Natriumarme Gemüsebrühe: 900 ml (WW-Punkte: 1)
- Zwiebel, fein gehackt: 1 kleine (WW-Punkte: 0)
- Knoblauch, gehackt: 2 Zehen (WW-Punkte: 0)
- Frische Salbeiblätter, gehackt: 1 Esslöffel (WW-Punkte: 0)
- Walnüsse, gehackt: 60 gr (WW-Punkte: 4)
- Parmesankäse, gerieben: 60 gr (WW-Punkte: 3)
- Olivenöl: 1 Esslöffel (WW-Punkte: 4)
- Weißwein (wahlweise): 120 gr (WW-Punkte: 2)
- Salz und Pfeffer nach Geschmack (WW-Punkte: 0)
- Optional: Eine Prise Muskatnuss (WW-Punkte: 0)

Nährwertangaben (pro Portion, Rezept ergibt 4 Portionen):

Kalorien: Ca. 250-300 Eiweiß: 7 g Ballaststoffe: 3 g Fett: 10 g Kohlenhydrate: 35 g Zucker: Gering, aus natürlichen Quellen WW-Punkte insgesamt: 5 pro Portion

Kochzeit:

- Zubereitungszeit: 15 Minuten
- Zubereitungszeit: 25-30 Minuten
- Gesamtzeit: 40-45 Minuten

Anweisungen:

Zubereitung des Risottos: Das Olivenöl in einem großen Topf bei mittlerer Hitze erhitzen. Die gehackte Zwiebel und den Knoblauch hinzufügen und braten, bis die Zwiebel glasig ist. Den Arborio-Reis einrühren und ein paar Minuten lang rösten, bis er leicht glasig wird. Wenn Sie Weißwein verwenden, gießen Sie ihn in den Topf und lassen Sie ihn verdampfen.

Risotto kochen: Die Gemüsebrühe unter ständigem Rühren schöpfkellenweise zugeben. Warten Sie, bis die Brühe fast vollständig aufgesogen ist, bevor Sie weitere Brühe hinzufügen. Nach der Hälfte der Kochzeit das Kürbispüree einrühren. Immer wieder Brühe zugeben und das Risotto umrühren. Mit Salz, Pfeffer und ggf. einer Prise Muskatnuss abschmecken.

Fertigstellung des Gerichts: Sobald der Reis gekocht und cremig ist, vom Herd nehmen. Den geriebenen Parmesankäse und den gehackten Salbei unterrühren. Bei Bedarf nachwürzen.

Servieren des Risottos: Das Kürbisrisotto heiß servieren und nach Belieben mit gehackten Walnüssen und zusätzlichen Salbeiblättern garnieren.

Servieren und Aufbewahren: Dieses Rezept ist für 4 Personen geeignet. Es ist ein perfektes Gericht für eine gemütliche und elegante Mahlzeit. Reste in einem luftdichten Behälter im Kühlschrank bis zu 2 Tage aufbewahren.

Tipps zum Anpassen: Für mehr Textur und Geschmack geröstete Butternusskürbiswürfel hinzufügen. Tauschen Sie Walnüsse gegen Pinienkerne oder Pekannüsse aus, um einen anderen nussigen Geschmack zu erhalten. Für eine vegane Version verwenden Sie Nährhefe anstelle von Parmesankäse und achten Sie darauf, dass die Brühe vegan ist (WW-Punkte entsprechend anpassen).

Gebackenes Forellenfilet mit Mandeln

Zutaten:

- Forellenfilets: 4 (je 6 Unzen) (WW-Punkte: 0)
- Mandeln, in Scheiben geschnitten: 60 gr (WW-Punkte: 5)
- Zitronensaft: 2 Esslöffel (WW-Punkte: 0)
- Olivenöl: 1 Esslöffel (zum Bestreichen) (WW-Punkte: 4)
- Knoblauch, gehackt: 2 Zehen (WW-Punkte: 0)
- Frische Petersilie, gehackt: 2 Esslöffel (WW-Punkte: 0)
- Salz und Pfeffer nach Geschmack (WW-Punkte: 0)

Nährwertangaben (pro Portion, Rezept ergibt 4 Portionen):

Kalorien: Ca. 250-300 Eiweiß: 25 g Ballaststoffe: 1 g Fett: 15 g Kohlenhydrate: 3 g Zucker: Gering, aus natürlichen Quellen WW-Punkte insgesamt: 3 pro Portion

Kochzeit:

- Zubereitungszeit: 10 Minuten
- Zubereitungszeit: 15 Minuten
- Gesamtzeit: 25 Minuten

Anweisungen:

Die Forelle vorbereiten: Den Ofen auf 190°C (375°F) vorheizen. Die Forellenfilets abspülen und mit Papiertüchern trocken tupfen. Beide Seiten mit Salz und Pfeffer würzen. Die Filets auf ein mit Pergamentpapier ausgelegtes Backblech legen.

Den Mandelbelag zubereiten: In einer kleinen Schüssel die gehackten Mandeln, den Zitronensaft, den gehackten Knoblauch und die gehackte Petersilie vermengen. Jedes Forellenfilet mit Olivenöl bepinseln. Die Mandelmischung gleichmäßig über die Oberseite jedes Filets verteilen.

Backen der Forelle: Im vorgeheizten Ofen 12-15 Minuten backen, oder bis die Forelle durchgebraten ist und sich mit einer Gabel leicht lösen lässt.

Servieren: Servieren Sie die gebackenen Forellenfilets heiß, mit zusätzlichen Zitronenspalten und etwas frischer Petersilie.

Servieren und Aufbewahren: Dieses Rezept ist für 4 Personen geeignet, perfekt für eine nahrhafte und elegante Mahlzeit. Am besten frisch genießen. Bei Bedarf können Sie Reste bis zu 2 Tage im Kühlschrank aufbewahren.

Tipps zum Anpassen: Fügen Sie der Mandelmischung etwas Paprika oder Cayennepfeffer hinzu, um sie ein wenig zu würzen. Servieren Sie es mit gedünstetem Gemüse oder einem leichten Salat, um eine vollständige Mahlzeit zu erhalten. Für eine glutenfreie Variante stellen Sie sicher, dass alle Zutaten glutenfrei sind.

Dieses gebackene Forellenfilet mit Mandeln ist ein leckeres, gesundes und Weight Watchers-freundliches Gericht. Die Forelle, die reich an Omega-3-Fettsäuren ist, harmoniert wunderbar mit dem knusprigen Mandelbelag, so dass eine harmonische Mischung aus Aromen und Texturen entsteht.

Grünes Thai-Curry mit Huhn und Gemüse

Zutaten:

- Hähnchenbrust, in mundgerechte Stücke geschnitten: 1 Pfund (WW-Punkte: 0)
- Grüne Thai-Curry-Paste: 2 Esslöffel (WW-Punkte: 1)
- Kokosmilch, leicht: 1 Dose (13,5 Unzen) (WW-Punkte: 9)
- Gemischtes Gemüse (Paprika, Karotten, Zuckerschoten): 500 mln (WW-Punkte: 0)
- Zwiebel, in Scheiben geschnitten: 1 mittelgroß (WW-Punkte: 0)
- Knoblauch, gehackt: 2 Zehen (WW-Punkte: 0)
- Frischer Ingwer, gerieben: 2,5 cm Stück (WW-Punkte: 0)
- Fischsauce: 1 Esslöffel (WW-Punkte: 0)
- Brauner Zucker oder ein Zuckerersatz: 1 Esslöffel (WW-Punkte: 3 für braunen Zucker; 0 für Ersatz)
- Limettensaft: 2 Esslöffel (WW-Punkte: 0)
- Basilikumblätter, zum Garnieren (WW-Punkte: 0)
- Kochspray (WW-Punkte: 0)
- Salz nach Geschmack (WW-Punkte: 0)

Nährwertangaben (pro Portion, Rezept ergibt 4 Portionen):

Kalorien: Ca. 250-300 Eiweiß: 25 g Ballaststoffe: 2 g Fett: 10 g Kohlenhydrate: 15 g Zucker: Variiert je nach verwendetem Zucker WW-Punkte insgesamt: 4 pro Portion (bei Verwendung von braunem Zucker)

Kochzeit:

- Zubereitungszeit: 15 Minuten
- Zubereitungszeit: 20 Minuten
- Gesamtzeit: 35 Minuten

Anweisungen:

Hähnchen und Gemüse zubereiten: Eine große Pfanne oder einen Wok bei mittlerer Hitze erhitzen und leicht mit Kochspray einsprühen. Die Hähnchenteile anbraten, bis sie durchgegart sind, und beiseite stellen.

Zubereitung des grünen Currys: In derselben Pfanne die grüne Thai-Curry-Paste eine Minute lang anbraten, um die Aromen freizusetzen. Die geschnittene Zwiebel, den gehackten Knoblauch und den geriebenen Ingwer hinzufügen. Kochen, bis die Zwiebel weich ist. Mit der leichten Kokosmilch aufgießen und gut umrühren. Das gemischte Gemüse in die Pfanne geben und köcheln lassen, bis es weich, aber noch knackig ist.

Das Gericht fertigstellen: Das gekochte Hähnchen wieder in die Pfanne geben. Fischsauce, braunen Zucker oder Zuckerersatz und Limettensaft einrühren. Bei Bedarf mit Salz abschmecken. Das Curry noch ein paar Minuten köcheln lassen, damit sich die Aromen vermischen.

Servieren: Servieren Sie das Grüne Thai-Curry mit Huhn und Gemüse heiß, garniert mit frischen Basilikumblättern. Mit einer Beilage aus gedämpftem braunem Reis oder Quinoa ist es eine komplette Mahlzeit (WW-Punkte entsprechend anpassen).

Servieren und Aufbewahren: Dieses Rezept ist für 4 Personen geeignet. Es ist eine schmackhafte und sättigende Mahlzeit, die sich für jeden Tag der Woche eignet. Reste in einem luftdichten Behälter im Kühlschrank bis zu 3 Tage aufbewahren.

Tipps zum Anpassen: Für mehr Abwechslung andere Gemüse wie Auberginen, Zucchini oder Bambussprossen hinzufügen. Für eine vegetarische Version können Sie das Hühnerfleisch durch Tofu oder zusätzliches Gemüse ersetzen (WW-Punkte entsprechend anpassen). Passen Sie die Menge der grünen Currypaste an, um den Schärfegrad zu regulieren.

Snack & Vorspeise

Gemüsesticks mit Hummus

Zutaten:

- Gemüsesorten (Karotten, Sellerie, Paprika, Gurken): in Stifte geschnitten (WW-Punkte: 0)
- Hummus (im Laden gekauft oder selbst gemacht): 250 ml (WW-Punkte: variieren je nach Marke oder Rezept; in der Regel etwa 6 für eine Tasse selbstgemachten Hummus)

Nährwertangaben (pro Portion, Rezept ergibt 4 Portionen):

Kalorien: Ungefähr 100-150 (hauptsächlich vom Hummus) Eiweiß: 3-5 g Ballaststoffe: 3-4 g Fett: 5-8 g Kohlenhydrate: 10-15 g Zucker: Gering, aus natürlichen Quellen WW-Punkte insgesamt: 2 pro Portion (bei Verwendung von selbst gemachtem Hummus; gekaufte Marken können abweichen)

Kochzeit:

- Zubereitungszeit: 10 Minuten
- Gesamtzeit: 10 Minuten

Anweisungen:

Das Gemüse vorbereiten: Das gesamte Gemüse gründlich waschen und putzen. Schneiden Sie Karotten, Sellerie, Paprika und Gurken in stiftähnliche Formen, die etwa 3 bis 4 Zentimeter lang und einen halben Zentimeter dick sind.

Mit Hummus servieren: Die Gemüsesticks auf einem Teller oder in einer Servierschale anrichten. In die Mitte eine Schale mit Hummus zum Dippen stellen.

Servieren und Aufbewahren: Dieses Gericht eignet sich für 4 Personen als Snack oder Vorspeise. Es ist perfekt für einen gesunden und knusprigen Genuss. Bewahren Sie übrig gebliebenes Gemüse und Hummus separat im Kühlschrank auf. Das Gemüse wird am besten frisch verzehrt, aber der Hummus hält sich bis zu einer Woche.

Tipps zur Anpassung: Versuchen Sie, Ihren Hummus zu Hause selbst herzustellen, um einen frischeren Geschmack und eine bessere Kontrolle über die Zutaten zu erhalten. Fügen Sie dem Hummus einen Spritzer Paprika oder einen Spritzer Olivenöl hinzu, um ihn zu verfeinern. Zur Abwechslung können Sie auch andere Gemüsesorten wie Kirschtomaten, Brokkoliröschen oder Zuckerschoten hinzufügen.

Diese Gemüsesticks mit Hummus sind ein einfacher, nahrhafter und Weight Watchers-freundlicher Snack. Es ist eine tolle Möglichkeit, eine Vielzahl von frischem, knackigem Gemüse mit cremigem, würzigem Hummus zu genießen. Dieses Gericht ist ideal für einen leichten Snack, eine gesunde Vorspeise oder eine Partyplatte und ist sowohl sättigend als auch frei von Schuldgefühlen!

Gebackenes Rosmarin-Popcorn

Gebackenes Rosmarin-Popcorn bietet eine köstliche Abwandlung des klassischen Snacks, indem es die aromatische Essenz von Rosmarin in jedes einzelne Korn einbringt. Dieses Rezept ist perfekt für einen gemütlichen Filmabend oder eine herzhafte Leckerei und verbindet Einfachheit mit Gourmet-Flair.

Inhaltsstoffe

- **1/500 ml Popcorn-Körner**: Frische, qualitativ hochwertige Kerne sorgen für das beste Popcorn.
- **2 Esslöffel Olivenöl extra vergine**: Bietet einen kräftigen Geschmack und ist ideal zum Backen.
- **1 Esslöffel frischer Rosmarin, fein gehackt**: Frischer Rosmarin sorgt für eine duftende, erdige Note.
- **1 Teelöffel Meersalz**: Verstärkt die natürlichen Aromen des Popcorns und des Rosmarins.
- **1/2 Teelöffel schwarzer Pfeffer, frisch gemahlen**: Fügt eine subtile Schärfe hinzu.
- **1/4 Teelöffel Knoblauchpulver**: Verleiht einen milden, würzigen Unterton.
- **Optional: 1/2 Teelöffel Zitronenschale**: Verleiht eine erfrischende Zitrusnote.

Nährwertangaben (pro Portion)

Kalorien: 150 Gesamtfett: 8g Gesättigtes Fett: 1g Transfett: 0g Cholesterin: 0mg Natrium: 290mg Kohlenhydrate insgesamt: 18g Ballaststoffe: 4g Gesamtzucker: 0g Eiweiß: 3g

Kochzeit

- Gesamtzeit: 15 Minuten
- Zubereitungszeit: 10 Minuten
- Servieren: 2 Personen
- Pro Zeit: 5 Minuten

Anweisungen

Zubereitung: Heizen Sie den Ofen auf 175°C (350°F) vor. Diese moderate Temperatur ist ideal zum Backen des Popcorns, ohne dass der Rosmarin verbrennt. Legen Sie ein großes Backblech mit Pergamentpapier aus. So bleibt das Popcorn nicht kleben und lässt sich leicht reinigen.

Der Mais: Die Popcornkörner in einen mittelgroßen Topf mit einem dicht schließenden Deckel geben. Einen Esslöffel Olivenöl über die Körner träufeln. Decken Sie den Topf ab und erhitzen Sie ihn bei mittlerer Hitze. Sobald Sie die ersten Körner knallen hören, beginnen Sie, den Topf vorsichtig über dem Brenner hin und her zu schütteln. Schütteln Sie den Topf so lange, bis das Ploppen auf etwa 2 Sekunden zwischen den einzelnen Plopps nachlässt. Vom Herd nehmen und den gepoppten Mais auf das vorbereitete Backblech geben.

Geschmacksaufguss: In einer kleinen Schüssel den restlichen Esslöffel Olivenöl, gehackten Rosmarin, Meersalz, schwarzen Pfeffer und Knoblauchpulver vermischen. Wenn nötig, auch die Zitronenschale hinzufügen. Diese Mischung über den gepoppten Mais träufeln. Schwenken Sie das Popcorn vorsichtig mit den Händen oder einem Löffel, um eine gleichmäßige Verteilung der Aromamischung zu gewährleisten.

Backen des Popcorns: Das gewürzte Popcorn in einer einzigen Schicht auf dem Backblech verteilen. Im vorgeheizten Backofen 10 Minuten lang backen. Dieser Schritt sorgt nicht nur dafür, dass der Rosmaringeschmack tiefer in das Popcorn eindringt, sondern auch dafür, dass es herrlich knusprig wird. Nach der Hälfte der Backzeit das Popcorn umrühren, damit sich das Aroma gleichmäßig verteilt und keine Stücke anbrennen.

Servieren: Nach dem Backen das Popcorn aus dem Ofen nehmen und ein paar Minuten abkühlen lassen. Für das beste Geschmackserlebnis warm servieren. Das Aroma des Popcorns, kombiniert mit dem kräuterartigen, salzigen und leicht würzigen Geschmack, macht es zu einem unwiderstehlichen Snack.

Hausgemachte Müsliriegel

Hausgemachte Müsliriegel sind ein praktischer und nahrhafter Snack, der sich perfekt für das Frühstück unterwegs oder für die Mittagspause eignet. Sie sind vollgepackt mit gesunden Zutaten und bieten eine ausgewogene Mischung aus Süße, Knusprigkeit und Nährwert.

Inhaltsstoffe

- **500 mln Haferflocken**: Bietet eine herzhafte, ballaststoffreiche Grundlage.
- **1/500 ml gemischte Nüsse, zerkleinert**: Mandeln, Walnüsse und Pekannüsse sorgen für Knackigkeit und gesunde Fette.
- **50 gr Honig**: Dient als natürliches Süßungsmittel und Bindemittel.
- **50 gr brauner Zucker**: Sorgt für einen Hauch von Süße und hilft, die Zutaten zu binden.
- **50 gr ungesalzene Butter**: Macht die Mischung reichhaltig und hilft, sie zu binden.
- **1/500 ml Trockenfrüchte**: Rosinen, Cranberries oder Aprikosen sorgen für natürliche Süße und Bissigkeit.
- **1 Teelöffel Vanilleextrakt**: Verbessert den Gesamtgeschmack.
- **1/2 Teelöffel gemahlener Zimt**: Verleiht Wärme und Würze.
- **1/4 Teelöffel Salz**: Gleicht die Süße aus.
- **Optionale Zugaben**: Chiasamen, Leinsamen oder Mini-Schokoladenchips für zusätzlichen Geschmack und Nährwert.

Nährwertangaben (pro Riegel)

Kalorien: 180 Gesamtfett: 8g Gesättigtes Fett: 3g Transfett: 0g Cholesterin: 10mg Natrium: 60mg Kohlenhydrate insgesamt: 26g Ballaststoffe: 3g Gesamtzucker: 13g Eiweiß: 4g

Kochzeit

- Gesamtzeit: 35 Minuten
- Pro Zeit: 15 Minuten
- Kochzeit: 20 Minuten + Abkühlzeit: 1 Stunde
- Erzeugt: 12 Riegel

Anweisungen

Vorbereitung im Ofen: Heizen Sie den Ofen auf 175°C (350°F) vor. Eine quadratische Backform (8 Zoll) mit Pergamentpapier auslegen, so dass etwas übersteht und leicht zu entfernen ist.

Haferflocken und Nüsse rösten und auf einem Backblech ausbreiten. Im vorgeheizten Ofen 10-15 Minuten rösten, dabei gelegentlich umrühren, bis sie leicht golden und duftend sind.

Den Sirup zubereiten: In einem kleinen Kochtopf bei mittlerer Hitze Honig, braunen Zucker und Butter vermengen. Unter ständigem Rühren kochen, bis sich der Zucker vollständig aufgelöst hat und die Mischung zu sprudeln beginnt. Vom Herd nehmen und den Vanilleextrakt, den Zimt und das Salz einrühren.

Zutaten mischen: In einer großen Rührschüssel die gerösteten Haferflocken und Nüsse, die Trockenfrüchte und alle optionalen Zutaten vermischen. Gießen Sie die warme Sirupmischung über die trockenen Zutaten. Gut umrühren, um sicherzustellen, dass alles gleichmäßig überzogen ist.

Die Riegel formen: Die Mischung in die vorbereitete Backform geben. Drücken Sie die Mischung mit einem Spatel oder Ihren Händen fest an, um sie zu einer gleichmäßigen Schicht zu verdichten. Dieser Schritt ist wichtig, damit die Riegel zusammenhalten.

Backen der Riegel: Im vorgeheizten Ofen etwa 20 Minuten backen, bis die Ränder leicht gebräunt sind. Aus dem Ofen nehmen und in der Form vollständig abkühlen lassen, am besten für 1 Stunde. Dadurch werden die Riegel fester und härter.

Gebackene Grünkohlchips

Zutaten:

- **Grünkohl**: 1 großes Bündel (WW-Punkte: 0)
- **Olivenöl**: 1 Esslöffel (WW-Punkte: 4)
- **Meersalz**: Nach Geschmack (WW-Punkte: 0)
- **Optionale Gewürze**: Knoblauchpulver, geräucherter Paprika oder Nährhefe für zusätzlichen Geschmack (WW-Punkte: 0)

Nährwertangaben (pro Portion):

Kalorien: Ca. 50-60 Fett: 4 g (aus Olivenöl) Kohlenhydrate: 5 g Ballaststoffe: 1 g Eiweiß: 2 g Zucker: 0 g WW-Punkte insgesamt: 4 pro Portion

Kochzeit:

- Zubereitungszeit: 10 Minuten
- Zubereitungszeit: 10-15 Minuten
- Gesamtzeit: 20-25 Minuten

Anweisungen:

Grünkohl vorbereiten: Den Backofen auf 150°C (300°F) vorheizen. Waschen Sie den Grünkohl und trocknen Sie ihn gründlich ab. Überschüssige Feuchtigkeit verhindert, dass die Chips knusprig werden. Entfernen Sie die Stiele und reißen Sie die Blätter in mundgerechte Stücke.

Grünkohl würzen: Die Grünkohlstücke in eine große Schüssel geben. Mit Olivenöl beträufeln. Den Grünkohl in der Schüssel schwenken, damit jedes Stück leicht mit Öl bedeckt ist. Streuen Sie Meersalz über den Grünkohl. Wenn Sie zusätzliche Gewürze wie Knoblauchpulver, geräucherte Paprika oder Nährhefe verwenden, fügen Sie diese jetzt hinzu und schwenken Sie sie erneut, um sie gleichmäßig zu verteilen.

Backen der Grünkohlchips: Ein Backblech mit Pergamentpapier auslegen, um die Reinigung zu erleichtern. Die Grünkohlstücke in einer einzigen Schicht auf dem Backblech anordnen. Achten Sie darauf, dass sie sich nicht überlappen, um eine gleichmäßige Knusprigkeit zu erreichen. Im vorgeheizten Backofen 10-15 Minuten backen, bis die Ränder leicht braun, aber nicht verbrannt sind.

Servieren und Aufbewahren: Die Grünkohlchips ein paar Minuten abkühlen lassen; sie werden beim Abkühlen knusprig. Für eine optimale Konsistenz sofort servieren. Wenn Sie sie aufbewahren, halten sie sich in einem luftdichten Behälter bis zu ein paar Tagen, am besten schmecken sie aber frisch.

Diese gebackenen Grünkohlchips sind ein köstlicher, nahrhafter Snack, der mit dem Weight Watchers Programm übereinstimmt. Sie sind eine perfekte, knusprige Alternative zu herkömmlichen Snacks und können mit verschiedenen Gewürzen je nach Geschmacksvorlieben angepasst werden. Genießen Sie diese einfache, gesunde und sättigende Leckerei!

Vollkorncracker mit leichtem Streichkäse

Zutaten:

- **Vollkorncracker**: 10 Cracker (WW-Punkte: variiert je nach Marke, etwa 3-5)
- **Leicht streichfähiger Käse**: 2 Esslöffel (WW-Punkte: 1-3, je nach Marke)
- **Frische Kräuter** (optional): z. B. Schnittlauch oder Petersilie, fein gehackt (WW-Punkte: 0)
- **Frisches Gemüse** (optional): In Scheiben geschnittene Gurken oder Kirschtomaten zum Garnieren (WW-Punkte: 0)

Nährwertangaben (pro Portion):

Kalorien: Ca. 120-150 Fett: 5 g (variiert je nach Käsesorte) Kohlenhydrate: 18 g Ballaststoffe: 3 g Eiweiß: 5 g Zucker: 1 g WW-Punkte insgesamt: 4-8 pro Portion (variiert je nach Cracker und Käsesorte)

Zubereitungszeit:

- Gesamtzeit: 5 Minuten

Anweisungen:

Zusammenstellen des Snacks: Wählen Sie Ihre bevorzugten Vollkorncracker. Achten Sie auf Marken, die viele Ballaststoffe und wenig Zuckerzusatz enthalten. Messen Sie zwei Esslöffel leichten Streichkäse ab. Wählen Sie einen fett- und kalorienarmen Käse, um das Weight Watchers Punktesystem zu berücksichtigen. Falls Sie frische Kräuter verwenden, hacken Sie diese fein. Schnittlauch oder Petersilie eignen sich gut für einen Hauch von Geschmack und Farbe. Bereiten Sie frisches Gemüse vor, das Sie hinzufügen möchten. Schneiden Sie Gurken in dünne Scheiben oder halbieren Sie Kirschtomaten für einen erfrischenden Knack.

Erstellen Sie Ihre Cracker: Verteilen Sie eine dünne Schicht leichten Käse auf jedem Cracker. Achten Sie auf die Menge, um Ihre WW-Punkte nicht zu überschreiten. Streuen Sie die frischen Kräuter über den Käse für zusätzlichen Geschmack. Mit Gurkenscheiben oder Kirschtomaten belegen, falls gewünscht. Die vorbereiteten Cracker auf einem Teller anrichten.

Verzehrempfehlung: Genießen Sie diese Vollkorncracker mit leichtem Streichkäse als schnellen Snack, als gesunde Vorspeise oder als leichtes Mittagessen. Kombinieren Sie sie mit frischem Obst oder einem kleinen Salat für eine reichhaltigere Mahlzeit.

Tipps für Variationen:

Würzen Sie den Käse: Mischen Sie den leichten Streichkäse mit einer Prise Knoblauchpulver, schwarzem Pfeffer oder Paprika für einen zusätzlichen Geschmackskick.

Eiweiß hinzufügen: Mit einer Scheibe Putenfleisch oder Räucherlachs erhöhen Sie den Eiweißgehalt (WW-Punkte entsprechend anpassen).

Dieser Snack aus Vollkorncrackern mit leichtem Streichkäse ist eine gute Wahl für alle, die das Weight Watchers Programm verfolgen. Er ist einfach zuzubereiten, sättigend und kann leicht an Ihre Geschmacksvorlieben angepasst werden, während Sie Ihre WW-Punkte im Auge behalten.

Dinkelkekse mit Zartbitterschokoladentropfen

Zutaten:

- **Dinkel-Vollkornmehl**: 370 ml (WW-Punkte: ca. 14)
- **Backpulver**: 1 Teelöffel (WW-Punkte: 0)
- **Salz**: ½ Teelöffel (WW-Punkte: 0)
- **Ungesalzene Butter, erweicht**: 120 gr (WW-Punkte: 16)
- **Brauner Zucker**: 30 gr (WW-Punkte: ca. 11)
- **Ei**: 1 großes (WW-Punkte: 0)
- **Vanilleextrakt**: 1 Teelöffel (WW-Punkte: 0)
- **Zartbitterschokoladenchips oder -tropfen**: 120 gr (WW-Punkte: ca. 9)
- **Optional**: 120 gr Nüsse wie Walnüsse oder Pekannüsse, gehackt (WW-Punkte: unterschiedlich, etwa 6-8)

Nährwertangaben (pro Keks, Rezept ergibt etwa 18 Kekse):

Kalorien: Ca. 140-160 Fett: 7 g Kohlenhydrate: 18 g Ballaststoffe: 2 g Eiweiß: 3 g Zucker: 10 g WW-Punkte insgesamt: 3-4 pro Keks (variiert je nach optionalen Zutaten)

Kochzeit:

- Zubereitungszeit: 15 Minuten
- Zubereitungszeit: 12-15 Minuten
- Gesamtzeit: 27-30 Minuten

Anweisungen:

Den Teig vorbereiten: Den Ofen auf 175°C (350°F) vorheizen. Ein Backblech mit Pergamentpapier auslegen. In einer mittelgroßen Schüssel Dinkelmehl, Backpulver und Salz verquirlen. Beiseite stellen. In einer großen Schüssel die weiche, ungesalzene Butter und den braunen Zucker glatt rühren. Das Ei und den Vanilleextrakt einrühren, bis alles gut vermischt ist. Die trockenen Zutaten nach und nach in die feuchte Mischung einrühren, bis alles gut vermischt ist. Die Zartbitterschokoladenstückchen oder -tropfen unterheben. Wenn Sie Nüsse verwenden, fügen Sie diese in diesem Stadium hinzu.

Kekse formen und backen: Esslöffelgroße Portionen des Teigs abnehmen und zu Kugeln rollen. Die Teigkugeln auf das vorbereitete Backblech legen, mit einem Abstand von ca. 5 cm zueinander. Drücken Sie jede Kugel mit der Rückseite eines Löffels oder Ihren Fingern vorsichtig flach. Im vorgeheizten Backofen 12-15 Minuten backen, bis die Ränder leicht golden sind. Aus dem Ofen nehmen und die Kekse 5 Minuten lang auf dem Backblech abkühlen lassen, bevor sie auf einem Gitterrost vollständig abkühlen.

Serviervorschläge: Servieren Sie diese Dinkelkekse mit Zartbitterschokoladendrops als köstlichen Leckerbissen zu Ihrem Nachmittagstee oder Kaffee. Genießen Sie sie als Dessert oder als süßen Snack, der Ihren WW-Punkten entspricht.

Aufbewahrung: Die Kekse in einem luftdichten Behälter bei Raumtemperatur bis zu 5 Tage aufbewahren.

Tipps zur Anpassung: **Schokoladenvariationen**: Für ein anderes Geschmacksprofil können Sie auch Milchschokolade oder weiße Schokoladenstückchen verwenden. **Zugaben**: Sie können die Kekse mit getrockneten Früchten wie Cranberries oder Rosinen oder mit Kernen wie Kürbis- oder Sonnenblumenkernen verfeinern (WW-Punkte entsprechend anpassen).

Avocado- und Kakao-Mousse

Zutaten:

- **Reife Avocados**: 2 mittelgroße (WW-Punkte: ca. 8)
- **Ungesüßtes Kakaopulver**: 35 gr (WW-Punkte: 1)
- **Ahornsirup oder Honig**: 3 Esslöffel (WW-Punkte: ca. 6)
- **Mandelmilch, ungesüßt**: 35 gr (WW-Punkte: 1)
- **Vanilleextrakt**: 1 Teelöffel (WW-Punkte: 0)
- **Eine Prise Salz** (WW-Punkte: 0)
- **Optionaler Belag**: Frische Beeren, Minzblätter oder Kokosraspeln (WW-Punkte: 0-1)

Nährwertangaben (pro Portion, Rezept für 4 Personen):

Kalorien: Ca. 200 Fett: 15 g Kohlenhydrate: 20 g Ballaststoffe: 7 g Eiweiß: 3 g Zucker: 8 g WW-Punkte insgesamt: 4 pro Portion (variiert leicht mit optionalen Belägen)

Zubereitungszeit:

- Gesamtzeit: 10 Minuten (plus Abkühlzeit)

Anweisungen:

Die Mousse-Basis herstellen: Die Avocados halbieren, den Kern entfernen und das Fruchtfleisch in einem Mixer oder einer Küchenmaschine aushöhlen. Ungesüßtes Kakaopulver, Ahornsirup (oder Honig), ungesüßte Mandelmilch, Vanilleextrakt und eine Prise Salz in den Mixer geben. Die Mischung mixen, bis sie völlig glatt und cremig ist. Bei Bedarf anhalten und die Seiten abkratzen, um sicherzustellen, dass alles gut vermischt ist.

Die Mousse kühlen: Die Mousse in eine Schüssel oder einzelne Servierschalen füllen. Um den besten Geschmack und die beste Konsistenz zu erzielen, die Mousse mindestens 1 Stunde lang zugedeckt im Kühlschrank aufbewahren oder bis sie abgekühlt ist.

Servieren: Die gekühlte Avocado- und Kakao-Mousse in einzelnen Schalen oder Gläsern servieren. Mit frischen Beeren, Minzblättern oder Kokosraspeln garnieren - für zusätzlichen Geschmack und eine dekorative Note.

Anpassung Tipo:

- **Anpassung der Süße**: Passen Sie die Süße nach Ihrem Geschmack an, indem Sie mehr oder weniger Ahornsirup oder Honig hinzufügen.
- **Variationen der Textur**: Für eine leichtere Textur schlagen Sie die Mousse nach dem Mixen mit einem Handmixer auf.
- **Geschmackszusätze**: Für ein anderes Geschmacksprofil können Sie eine Prise Zimt oder ein paar Tropfen Mandelextrakt hinzufügen.

Diese Avocado- und Kakao-Mousse ist ein cremiges, reichhaltiges und gesundes Dessert, das perfekt in das Weight Watchers-Programm passt. Es ist eine schuldfreie Leckerei, die den Heißhunger auf Schokolade stillt und gleichzeitig die ernährungsphysiologischen Vorteile der Avocado liefert. Genießen Sie dieses einfache, aber luxuriöse Dessert, das Sie sicher beeindrucken wird!

Gebackene Birne mit Zimt und Joghurt

Zutaten:

- **Birnen**: 2 mittlere, halbiert und entkernt (WW-Punkte: 0)
- **Zimt**: 1 Teelöffel (WW-Punkte: 0)
- **Honig**: 2 Teelöffel (WW-Punkte: 2)
- **Griechischer Joghurt, fettfrei**: 1/500 ml (WW-Punkte: 0)
- **Walnüsse oder Pekannüsse, gehackt** (optional): 2 Esslöffel (WW-Punkte: ca. 3)
- **Frische Minzblätter** (zum Garnieren): Ein paar (WW-Punkte: 0)

Nährwertangaben (pro Portion, Rezept für 4 Personen):

Kalorien: Ca. 100-120 Fett: 1 g (wenn keine Nüsse verwendet werden) Kohlenhydrate: 22 g Ballaststoffe: 4 g Eiweiß: 3 g Zucker: 16 g WW-Punkte insgesamt: 1 pro Portion (2 mit Nüssen)

Kochzeit:

- Zubereitungszeit: 10 Minuten
- Zubereitungszeit: 20-25 Minuten
- Gesamtzeit: 30-35 Minuten

Anweisungen:

Die Birnen vorbereiten: Den Backofen auf 175°C (350°F) vorheizen. Halbieren Sie die Birnen und entfernen Sie das Kerngehäuse. Ein Melonenausstecher oder ein kleiner Löffel eignet sich gut zum Entkernen. Legen Sie die Birnenhälften mit der Schnittfläche nach oben in eine Auflaufform.

Würzen und Backen: Die Birnenhälften gleichmäßig mit Zimt bestreuen. Jede Hälfte mit Honig beträufeln. Der Honig karamellisiert beim Backen und verleiht eine natürliche Süße. Im vorgeheizten Backofen 20-25 Minuten backen, bis die Birnen weich und leicht gebräunt sind.

Den Joghurtbelag zubereiten: Während die Birnen backen, den griechischen Joghurt zubereiten. Wenn Sie einen süßeren Geschmack bevorzugen, können Sie einen Teelöffel Honig in den Joghurt rühren. Wenn Sie Walnüsse oder Pekannüsse verwenden, hacken Sie diese. Wenn Sie die Nüsse in einer trockenen Pfanne leicht rösten, können Sie ihren Geschmack verbessern.

Servieren: Jede gebackene Birnenhälfte auf einen Servierteller legen. Einen Klecks griechischen Joghurt über jede Birnenhälfte geben. Falls gewünscht, die gerösteten Nüsse über den Joghurt streuen. Mit frischen Minzblättern garnieren, um das Gericht zu erfrischen.

Serviervorschläge: Dieses Gericht kann als gesundes Dessert oder als süße und sättigende Frühstücksvariante serviert werden. Für zusätzlichen Geschmack und Nährwert können Sie es mit etwas Müsli oder zusätzlichem Honig bestreuen.

Tipps zur Anpassung:

- **Gewürzvariationen**: Versuchen Sie, Muskatnuss oder Ingwer zusammen mit dem Zimt hinzuzufügen, um ein anderes Gewürzprofil zu erhalten.
- **Fruchtvariationen**: Dieses Rezept kann auch mit Äpfeln zubereitet werden, um einen anderen, aber ebenso köstlichen Genuss zu erzielen.

Diese gebackene Birne mit Zimt und Joghurt ist ein einfaches, gesundes und köstliches Rezept, mit dem Sie Ihre Naschkatzen zufriedenstellen und gleichzeitig die Weight Watchers-Punkte einhalten können.

Geröstete Walnüsse mit Gewürzen

Zutaten:

- Walnüsse: 250 ml (WW-Punkte: 14)
- Olivenöl: 1 Esslöffel (WW-Punkte: 4)
- Paprika: 1 Teelöffel (WW-Punkte: 0)
- Gemahlener Kreuzkümmel: 1 Teelöffel (WW-Punkte: 0)
- Knoblauchpulver: ½ Teelöffel (WW-Punkte: 0)
- Cayennepfeffer (wahlweise): ¼ Teelöffel (WW Punkte: 0)
- Salz: ½ Teelöffel (WW-Punkte: 0)

Nährwertangaben (pro Portion, Rezept ergibt 4 Portionen):

Kalorien: Ca. 200-250 Eiweiß: 5 g Ballaststoffe: 2 g Fett: 20 g Kohlenhydrate: 4 g Zucker: Gering, aus natürlichen Quellen WW-Punkte insgesamt: 5 pro Portion

Kochzeit:

- Zubereitungszeit: 5 Minuten
- Zubereitungszeit: 10-15 Minuten
- Gesamtzeit: 15-20 Minuten

Anweisungen:

Die Walnüsse vorbereiten: Den Ofen auf 175°C (350°F) vorheizen. In einer Schüssel die Walnüsse mit dem Olivenöl vermischen und sicherstellen, dass sie gleichmäßig bedeckt sind.

Die Gewürze hinzufügen: Paprika, gemahlenen Kreuzkümmel, Knoblauchpulver, Cayennepfeffer (falls verwendet) und Salz in einer kleinen Schüssel mischen. Die Gewürzmischung über die geölten Walnüsse streuen und schwenken, bis sie gut mit den Gewürzen bedeckt sind.

Die Walnüsse rösten: Die gewürzten Walnüsse in einer einzigen Schicht auf einem mit Pergamentpapier ausgelegten Backblech verteilen. Im vorgeheizten Backofen 10-15 Minuten rösten, dabei gelegentlich umrühren, bis die Walnüsse geröstet sind und duften.

Servieren: Die gerösteten Walnüsse vor dem Servieren abkühlen lassen. Sie können als Snack genossen oder als Belag für Salate oder andere Gerichte verwendet werden.

Servieren und Aufbewahren: Dieses Rezept ist für 4 Personen als Snack geeignet. Es ist eine perfekte Wahl für eine gesunde, schmackhafte Leckerei. Die gerösteten Walnüsse können in einem luftdichten Behälter bei Zimmertemperatur bis zu einer Woche aufbewahrt werden.

Tipps zum Anpassen: Experimentieren Sie mit verschiedenen Gewürzen wie Zimt, Muskatnuss oder Currypulver, um einen einzigartigen Geschmack zu erzielen. Für eine süße Version fügen Sie dem Öl einen Hauch von Honig oder Ahornsirup hinzu, bevor Sie die Walnüsse überziehen (passen Sie die WW-Punkte entsprechend an). Fügen Sie zur Abwechslung eine Mischung aus Nüssen wie Mandeln, Pekannüssen oder Cashews hinzu.

Diese gerösteten Walnüsse mit Gewürzen sind ein leckerer, nahrhafter und Weight Watchers-freundlicher Snack. Die Kombination aus warmen Gewürzen und dem natürlichen Reichtum der Walnüsse sorgt für einen sättigenden Genuss. Genießen Sie diese gewürzten Walnüsse allein oder als knusprige Beilage zu anderen Gerichten!

Gedämpfte Edamame mit Meersalz

Zutaten:

- **Edamame, frisch oder gefroren**: 500 mln (in Schoten) (WW-Punkte: 0)
- **Meersalz**: Nach Geschmack (WW-Punkte: 0)
- **Optionale Beilagen**: Zitronenschale, zerstoßene rote Paprikaflocken oder geröstete Sesamsamen (WW-Punkte: 0)

Nährwertangaben (pro Portion, Rezept für 2 Personen):

Kalorien: Ca. 100-120 Fett: 4 g Kohlenhydrate: 9 g Ballaststoffe: 4 g Eiweiß: 10 g Zucker: 2 g WW-Punkte insgesamt: 0 pro Portion

Kochzeit:

- Zubereitungszeit: 5 Minuten
- Zubereitungszeit: 5-10 Minuten
- Gesamtzeit: 10-15 Minuten

Anweisungen:

Die Edamame dämpfen: Einen Topf mit Wasser zum Kochen bringen. Wenn Sie frische Edamame verwenden, achten Sie darauf, dass sie gewaschen und gereinigt sind. Gefrorene Edamame müssen nicht aufgetaut werden. Geben Sie die Edamame in das kochende Wasser. Abgedeckt 5-7 Minuten (bei frischen Edamame) bzw. 7-10 Minuten (bei gefrorenen Edamame) dämpfen, bis die Schoten hellgrün und weich sind.

Würzen: Die Edamame abtropfen lassen und in eine Servierschüssel geben. Noch warm mit Meersalz bestreuen und abschmecken. Die Edamame schwenken, um sie gleichmäßig mit dem Salz zu bedecken.

Optionale Garnierungen: Nach Belieben Zitronenschale für eine zitrusartige Note, zerstoßene rote Paprikaflocken für etwas Schärfe oder geröstete Sesamkörner für einen nussigen Geschmack hinzufügen.

Servieren: Servieren Sie die gedämpften Edamame warm als nahrhaften und sättigenden Snack oder Vorspeise. Zum Verzehr einfach die Bohnen aus den Schoten direkt in den Mund stecken. Denken Sie daran, dass die Schoten nicht essbar sind.

Serviervorschläge: Gedämpfte Edamame mit Meersalz sind eine perfekte Vorspeise für ein asiatisches Essen oder ein gesunder Snack zu jeder Tageszeit. Dazu passt ein leichtes Bier oder ein Glas gekühlter Weißwein - eine köstliche Kombination.

Tipps zur Anpassung:

- **Geschmacksvariationen**: Experimentieren Sie mit verschiedenen Gewürzen wie Knoblauchpulver, geräuchertem Paprika oder einem Spritzer Sojasauce, um verschiedene Geschmacksrichtungen zu erzielen.
- **Peppen Sie es auf**: Fügen Sie eine Dip-Soße hinzu, z. B. eine Mischung aus Sojasoße, Reisessig und einem Hauch von Honig für diejenigen, die zusätzliche Geschmacksrichtungen mögen.

Mini-Vollkornbrot-Sandwich mit Pute und Käse

Zutaten:

- Vollkornbrot, Mini-Scheiben: 8 (WW-Punkte: 4)
- Putenbrust, in dünne Scheiben geschnitten (nach Delikatessenart): 4 Unzen (WW-Punkte: 0)
- Fettarmer Käse, in Scheiben geschnitten: 4 Scheiben (WW-Punkte: 4)
- Salatblätter: 4 (WW-Punkte: 0)
- Tomate, in Scheiben geschnitten: 1 mittelgroß (WW-Punkte: 0)
- Senf oder leichte Mayo (optional): Nach Geschmack (WW-Punkte: 1 für 1 Esslöffel leichte Mayo)
- Salz und Pfeffer nach Geschmack (WW-Punkte: 0)

Nährwertangaben (pro Portion, Rezept ergibt 4 Sandwiches):

Kalorien: Ca. 150-200 Eiweiß: 15 g Ballaststoffe: 3 g Fett: 4 g Kohlenhydrate: 20 g Zucker: Gering, aus natürlichen Quellen WW-Punkte insgesamt: 2 pro Sandwich (einschließlich leichter Mayonnaise)

Kochzeit:

- Zubereitungszeit: 10 Minuten
- Gesamtzeit: 10 Minuten

Anweisungen:

Zusammensetzen der Sandwiches: Legen Sie die Mini-Vollkornbrotscheiben auf einer ebenen Fläche aus. Auf vier der Scheiben die Putenbrustscheiben gleichmäßig verteilen. Legen Sie eine Scheibe fettarmen Käse auf den Truthahn. Legen Sie auf jedes Sandwich ein Salatblatt und ein oder zwei Tomatenscheiben. Mit ein wenig Salz und Pfeffer würzen. Wenn Sie möchten, können Sie die restlichen vier Brotscheiben mit einer dünnen Schicht Senf oder leichter Mayo bestreichen. Belegen Sie die Sandwiches mit diesen Scheiben, so dass Mini-Sandwiches entstehen.

Servieren: Servieren Sie die Mini-Vollkornbrot-Sandwiches sofort, oder wickeln Sie sie für einen schnellen Snack für unterwegs oder ein Mittagessen ein.

Servieren und Aufbewahren: Dieses Rezept ergibt 4 Mini-Sandwiches, perfekt für eine leichte Mahlzeit oder einen Snack. Wenn Sie die Sandwiches nicht sofort servieren, bewahren Sie sie in einem luftdichten Behälter auf oder wickeln Sie sie in Frischhaltefolie und kühlen Sie sie bis zu einem Tag.

Anpassung Tipo:

- Für zusätzlichen Geschmack und Nährwert Gurkenscheiben, Avocado oder Sprossen hinzufügen (WW-Punkte entsprechend anpassen).
- Ersetzen Sie Truthahn durch Hähnchen, Schinken oder eine vegetarische Alternative wie Tofu- oder Tempeh-Scheiben (passen Sie die WW-Punkte entsprechend an).
- Experimentieren Sie mit verschiedenen Senfsorten oder einem Hummusaufstrich für Abwechslung.

Diese Mini-Vollkornbrot-Sandwiches mit Putenfleisch und Käse sind eine köstliche, nahrhafte und Weight Watchers-freundliche Option. Sie sind perfekt für ein schnelles Mittagessen, einen Snack oder sogar als Teil einer Mahlzeit. Die Kombination aus Vollkornprodukten, magerem Eiweiß und frischem Gemüse ist eine schmackhafte und sättigende Wahl!

Schüssel Overnight Oats mit Beeren

Zutaten:

- **Herkömmliche Haferflocken**: 1/500 ml (WW-Punkte: 4)
- **Mandelmilch, ungesüßt**: 1/500 ml (WW-Punkte: 1)
- **Griechischer Joghurt, fettfrei**: 45 gr (WW-Punkte: 0)
- **Chia-Samen**: 1 Esslöffel (WW-Punkte: 1)
- **Honig oder Ahornsirup** (optional): 1 Teelöffel (WW-Punkte: 1)
- **Gemischte Beeren (Erdbeeren, Heidelbeeren, Himbeeren)**: 1/500 ml (WW-Punkte: 0)
- **Vanilleextrakt**: 1/2 Teelöffel (WW-Punkte: 0)

Nährwertangaben (pro Portion):

Kalorien: Ca. 250-300 Fett: 5 g Kohlenhydrate: 45 g Ballaststoffe: 7 g Eiweiß: 10 g Zucker: 10 g (natürlicher Zucker aus Früchten und optionaler Süßstoff) WW-Punkte insgesamt: 6-7 pro Portion (variiert mit optionalem Süßstoff)

Zubereitungszeit:

- Gesamtzeit: Über Nacht (8 Stunden) + 5 Minuten für den Zusammenbau

Anweisungen:

Die Haferflocken zusammensetzen: In einem Einmachglas oder einer Schüssel die Haferflocken, die ungesüßte Mandelmilch, den fettfreien griechischen Joghurt und die Chiasamen vermischen. Vanilleextrakt und gegebenenfalls Honig oder Ahornsirup zum Süßen hinzugeben. Rühren Sie die Mischung um, bis alle Zutaten gut vermischt sind. Das Glas verschließen oder die Schüssel mit einem Deckel oder Plastikfolie abdecken.

Über Nacht in den Kühlschrank stellen: Stellen Sie die Hafermischung in den Kühlschrank und lassen Sie sie über Nacht oder für mindestens 8 Stunden stehen. In dieser Zeit nehmen die Hafer- und Chiasamen die Flüssigkeit auf, werden weicher und quellen auf, sodass eine cremige Textur entsteht.

Beeren hinzugeben: Nehmen Sie die Hafermischung am Morgen aus dem Kühlschrank. Wenn die Haferflocken zu dick sind, können Sie ein wenig mehr Mandelmilch hinzufügen, um die gewünschte Konsistenz zu erreichen. Geben Sie die gemischten Beeren über die Haferflocken. Sie können frische oder gefrorene Beeren verwenden. Wenn Sie gefrorene Beeren verwenden, tauen sie auf und werden saftig, wenn sie mit den Haferflocken vermischt werden.

Portionieren: Genießen Sie Ihre Schüssel Overnight Oats mit Beeren als nahrhaftes, sättigendes und köstliches Frühstück oder als Snack.

Anpassung Tipo:

- **Zusatz von Nussbutter**: Geben Sie einen Esslöffel Mandel- oder Erdnussbutter für zusätzliche Cremigkeit und gesunde Fette hinzu (passen Sie die WW-Punkte entsprechend an).
- **Nüsse und Kerne als Topping**: Mit einem Esslöffel gehackter Nüsse oder Kürbiskerne bestreuen, um die Knusprigkeit zu erhöhen (WW-Punkte entsprechend anpassen).
- **Fruchtvariationen**: Für ein anderes Geschmacksprofil können Sie auch andere Früchte wie Bananen-, Apfel- oder Mangoscheiben verwenden.

Gewürzte gekochte Eier

Zutaten:

- **Eier**: 4 große (WW-Punkte: 0)
- **Wasser**: Genug, um die Eier in einem Topf zu bedecken
- **Salz**: 1/2 Teelöffel (WW-Punkte: 0)
- **Schwarzer Pfeffer, frisch gemahlen**: Nach Geschmack (WW-Punkte: 0)
- **Paprika**: 1/4 Teelöffel (WW-Punkte: 0)
- **Kreuzkümmelpulver**: 1/4 Teelöffel (WW-Punkte: 0)
- **Kurkumapulver**: 1/4 Teelöffel (WW-Punkte: 0)
- **Optionale Beilagen**: Gehackte frische Kräuter wie Petersilie oder Koriander (WW-Punkte: 0)

Nährwertangaben (pro Ei):

Kalorien: Ca. 70 Fett: 5 g Kohlenhydrate: 1 g Ballaststoffe: 0 g Eiweiß: 6 g Zucker: 0 g WW-Punkte insgesamt: 0 pro Ei

Kochzeit:

- Zubereitungszeit: 5 Minuten
- Zubereitungszeit: 10 Minuten
- Gesamtzeit: 15 Minuten

Anweisungen:

Kochen Sie die Eier: Legen Sie die Eier in einen mittelgroßen Topf und bedecken Sie sie mit so viel Wasser, dass sich etwa ein Zentimeter Wasser über den Eiern befindet. Bringen Sie das Wasser bei mittlerer bis hoher Hitze zum Kochen. Sobald das Wasser kocht, die Hitze reduzieren und 10 Minuten köcheln lassen, um hart gekochte Eier zu erhalten. Für weiches Eigelb die Kochzeit auf 7 Minuten reduzieren. Nach dem Kochen den Topf vom Herd nehmen und unter fließendes kaltes Wasser stellen, um die Eier abzukühlen. Dadurch wird der Kochvorgang gestoppt und das Schälen erleichtert.

Die Eier würzen: Nach dem Abkühlen die Eier schälen. Schneiden Sie die Eier der Länge nach in zwei Hälften oder lassen Sie sie ganz. Jedes Ei mit Salz, schwarzem Pfeffer, Paprika, Kreuzkümmel- und Kurkumapulver bestreuen. Passen Sie die Gewürze nach Geschmack an.

Servieren: Die gewürzten Eier auf einem Teller anrichten. Falls gewünscht, mit gehackten frischen Kräutern wie Petersilie oder Koriander garnieren, um dem Gericht einen zusätzlichen Geschmack und eine frische Note zu verleihen.

Serviervorschläge: Servieren Sie diese gewürzten gekochten Eier als proteinreiches Frühstück, als gesunden Snack oder als Teil einer Mahlzeit. Sie sind auch eine tolle Ergänzung zu einem Salat oder einem Sandwich für zusätzlichen Geschmack und Nährwert.

Tipps zur Anpassung:

- **Gewürzvariationen**: Experimentieren Sie ruhig mit anderen Gewürzen wie Chilipulver, Knoblauchpulver oder Currypulver, um verschiedene Geschmacksrichtungen zu erzielen.
- **Eine Sauce hinzufügen**: Begleiten Sie sie mit einem leichten Dip auf Joghurtbasis oder einer scharfen Sauce für diejenigen, die einen zusätzlichen Kick bevorzugen.

DESSERT

Apfelkuchen aus Vollkornmehl

Zutaten:

- Weizenvollkornmehl: 500 mln (für die Kruste) (WW-Punkte: 22)//
- Ungesalzene Butter, gekühlt und gewürfelt: 170 gr (für die Kruste) (WW-Punkte: 26)
- Kaltes Wasser: 4-6 Esslöffel (für die Kruste) (WW-Punkte: 0)
- Äpfel (wie Granny Smith oder Honeycrisp), geschält und in Scheiben geschnitten: 6 mittelgroße (für die Füllung) (WW-Punkte: 0)
- Brauner Zucker: 120 gr (für die Füllung) (WW-Punkte: 16)
- Zimt: 1 Teelöffel (für die Füllung) (WW-Punkte: 0)
- Muskatnuss: ¼ Teelöffel (für die Füllung) (WW-Punkte: 0)
- Zitronensaft: 1 Esslöffel (für die Füllung) (WW-Punkte: 0)
- Speisestärke: 1 Esslöffel (zum Andicken) (WW-Punkte: 1)

Nährwertangaben (pro Portion, Rezept ergibt 8 Portionen):

Kalorien: Ca. 300-350 Eiweiß: 3 g Ballaststoffe: 4 g Fett: 15 g Kohlenhydrate: 45 g Zucker: Natürlicher Zucker aus Äpfeln und zugesetzter brauner Zucker WW-Punkte insgesamt: 8 pro Portion

Kochzeit:

- Zubereitungszeit: 30 Minuten
- Zubereitungszeit: 45-50 Minuten
- Gesamtzeit: 1 Stunde 15 Minuten bis 1 Stunde 20 Minuten

Anweisungen:

Zubereitung der Kruste: In einer großen Schüssel das Weizenvollkornmehl und eine Prise Salz vermischen. Die gekühlte, gewürfelte Butter zum Mehl geben. Mit einem Teigschneider oder den Fingern vermengen, bis die Mischung groben Krümeln ähnelt. Nach und nach kaltes Wasser zugeben und rühren, bis der Teig zusammenhält. Achten Sie darauf, dass Sie den Teig nicht zu sehr bearbeiten. Teilen Sie den Teig in zwei Hälften. Jede Hälfte in Frischhaltefolie einwickeln und mindestens 30 Minuten lang im Kühlschrank kühlen.

Die Füllung vorbereiten: In einer großen Schüssel die in Scheiben geschnittenen Äpfel, braunen Zucker, Zimt, Muskatnuss und Zitronensaft vermengen. Durchmischen, um sie gleichmäßig zu beschichten. Speisestärke über die Apfelmischung streuen und umrühren. Dies hilft, die Füllung zu verdicken.

Zusammensetzen des Kuchens: Den Ofen auf 375°F (190°C) vorheizen. Die eine Hälfte des Teigs auf einer bemehlten Fläche so ausrollen, dass sie in eine 9-Zoll-Pie-Form passt. Legen Sie den ausgerollten Teig in die Pie-Form. Die Apfelfüllung in die Kruste geben. Die zweite Hälfte des Teigs ausrollen und über die Füllung legen. Schneiden Sie überschüssigen Teig ab und kräuseln Sie die Ränder, um sie zu verschließen. Schneiden Sie Schlitze in die obere Kruste, damit der Dampf entweichen kann.

Den Kuchen backen: Im vorgeheizten Backofen 45-50 Minuten backen, bis die Kruste goldgelb und die Füllung sprudelnd ist. Wenn die Ränder der Pie-Kruste zu schnell braun werden, decken Sie sie mit Folie ab.

Servieren: Die Torte vor dem Anschneiden abkühlen lassen. Warm oder bei Zimmertemperatur servieren.

Smoothie Bowl mit Früchten und Saaten

Zutaten:

- **Gefrorene gemischte Beeren**: 250 ml (WW-Punkte: 0)
- **Banane**: 1 mittelgroße, in Scheiben geschnitten und gefroren (WW-Punkte: 0)
- **Ungesüßte Mandelmilch**: 120 gr (WW-Punkte: 1)
- **Spinat oder Grünkohl**: 1 Handvoll (optional für zusätzliche Nährstoffe, WW-Punkte: 0)
- **Chia-Samen**: 1 Esslöffel (WW-Punkte: 1)
- **Leinsamenmehl**: 1 Esslöffel (WW-Punkte: 1)
- **Frisches Obst als Topping**: In Scheiben geschnittene Banane, Beeren oder Kiwi (WW-Punkte: 0)
- **Ungesüßte Kokosnussflocken**: 1 Esslöffel (optional, WW-Punkte: 1)
- **Müsli**: 2 Esslöffel (optional, WW-Punkte: variieren je nach Marke, etwa 2-3)

Nährwertangaben (pro Portion):

Kalorien: Ca. 250-300 Fett: 6 g Kohlenhydrate: 45 g Ballaststoffe: 9 g Eiweiß: 6 g Zucker: Natürlicher Zucker aus Früchten WW-Punkte insgesamt: 6-8 pro Portion (variiert je nach optionalen Zutaten)

Zubereitungszeit:

- Gesamtzeit: 10 Minuten

Anweisungen:

Die Smoothie-Basis herstellen: Gefrorene gemischte Beeren, in Scheiben geschnittene und gefrorene Banane und ungesüßte Mandelmilch in einen Mixer geben. Falls gewünscht, Spinat oder Grünkohl für zusätzliche Nährstoffe hinzufügen. Auf höchster Stufe pürieren, bis die Masse glatt und cremig ist. Die Konsistenz sollte dicker sein als bei einem normalen Smoothie, um die Toppings zu unterstützen. Gießen Sie die Smoothie-Mischung in eine Schüssel.

Samen und Toppings hinzugeben: Streuen Sie Chiasamen und Leinsamenmehl über die Smoothie-Basis. Diese Samen sorgen für Struktur, Ballaststoffe und Omega-3-Fettsäuren. Verzieren Sie den Smoothie mit frischen Früchten Ihrer Wahl. Sie können zusätzliche Bananenscheiben, frische Beeren, Kiwi oder jede andere Frucht verwenden, die Sie bevorzugen. Wenn Sie möchten, fügen Sie ungesüßte Kokosflocken für einen tropischen Geschmack und Knusprigkeit hinzu. Geben Sie Granola darüber, um die Konsistenz und den Geschmack zu verbessern. Wählen Sie ein Müsli, das Ihrer WW-Punkte-Präferenz entspricht.

Servieren: Genießen Sie Ihre Smoothie Bowl sofort mit einem Löffel. Es ist eine erfrischende und sättigende Mahlzeit, perfekt zum Frühstück oder als nahrhafter Snack.

Anpassung Tipo:

- **Proteinschub**: Fügen Sie einen Messlöffel Ihres bevorzugten Proteinpulvers hinzu, um den Proteingehalt zu erhöhen (passen Sie die WW-Punkte entsprechend an).
- **Süße Anpassungen**: Wenn Sie eine süßere Smoothie-Bowl bevorzugen, können Sie einen natürlichen Süßstoff wie Stevia oder eine kleine Menge Honig hinzufügen (WW-Punkte entsprechend anpassen).
- **Nussbutter beträufeln**: Für zusätzliche Cremigkeit und gesunde Fette können Sie einen Teelöffel Mandel- oder Erdnussbutter darüber träufeln (WW-Punkte entsprechend anpassen).

Tropische Fruchtschale mit Limette und Minze

Zutaten:

- Gemischte tropische Früchte (Mango, Ananas, Kiwi, Papaya, Banane): 900 ml, zerkleinert (WW-Punkte: 0)
- Limette, entsaftet und geschält: 1 (WW-Punkte: 0)
- Frische Minzblätter, gehackt: 60 gr (WW-Punkte: 0)
- Honig oder Agavendicksaft (optional): 1 Esslöffel (WW-Punkte: 3)

Nährwertangaben (pro Portion, Rezept ergibt 4 Portionen):

Kalorien: Ca. 100-150 Eiweiß: 1-2 g Ballaststoffe: 3-4 g Fett: 0 g Kohlenhydrate: 25-30 g Zucker: Natürlicher Zucker aus Früchten WW-Punkte insgesamt: 1 pro Portion (bei Verwendung von Honig oder Agavendicksaft)

Kochzeit:

- Zubereitungszeit: 15 Minuten
- Gesamtzeit: 15 Minuten

Anweisungen:

Das Obst vorbereiten: Waschen und schälen Sie die Früchte nach Bedarf. Schneiden Sie sie in mundgerechte Stücke. Die gehackten tropischen Früchte in einer großen Schüssel mischen.

Hinzufügen von Aromen: Die Limette schälen und die Schale beiseite legen. Den Saft der Limette über die zerkleinerten Früchte auspressen. Falls gewünscht, Honig oder Agavendicksaft über die Früchte träufeln, um sie zu süßen. Fügen Sie die gehackten frischen Minzblätter und die Limettenschale zu der Fruchtmischung hinzu.

Servieren: Die Früchte vorsichtig schwenken, bis sie gut vermischt und gleichmäßig mit dem Limettensaft und der Minze bedeckt sind. Die tropische Obstschale in einzelnen Schalen oder auf einer großen Servierplatte servieren.

Servieren und Aufbewahren: Dieses Rezept ist für 4 Personen geeignet, perfekt für ein erfrischendes und gesundes Dessert oder einen Snack. Am besten frisch genießen. Bei Bedarf bis zu einem Tag im Kühlschrank in einem luftdichten Behälter aufbewahren.

Anpassung Tipo:

- Fügen Sie geröstete Kokosflocken oder gehackte Nüsse hinzu, um die Konsistenz zu verbessern (WW-Punkte entsprechend anpassen).
- Für einen zusätzlichen tropischen Touch können Sie etwas fein gehackten frischen Ingwer oder einen Schuss Kokosmilch untermischen.
- Tauschen Sie die Früchte je nach Verfügbarkeit und persönlicher Vorliebe aus.

Diese tropische Obstschale mit Limette und Minze ist ein lebhaftes, erfrischendes und Weight Watchers-freundliches Gericht. Die Kombination aus süßen Tropenfrüchten, spritziger Limette und aromatischer Minze bietet eine köstliche Mischung aus Aromen und Texturen. Es ist ein perfektes leichtes Dessert oder ein Snack, der sowohl sättigend als auch nahrhaft ist!

Panna Cotta mit Himbeercoulis

Zutaten:

- Schlagsahne: 2 Becher (WW-Punkte: 38 für Vollsahne; für weniger Punkte kann auch leichte Sahne verwendet werden)
- Milch: 250 ml (WW-Punkte: 3 für Vollmilch; bei Verwendung von entrahmter Milch gibt es weniger Punkte)
- Zucker: 120 gr (WW-Punkte: 16)
- Gelatineblätter: 3 (WW-Punkte: 0)
- Vanilleextrakt: 1 Teelöffel (WW-Punkte: 0)

Für das Himbeercoulis:

- Frische oder gefrorene Himbeeren: 250 ml (WW-Punkte: 0)
- Zucker: 2 Esslöffel (WW-Punkte: 6)
- Wasser: 2 Esslöffel (WW-Punkte: 0)

Nährwertangaben (pro Portion, Rezept ergibt 4 Portionen):

Kalorien: Ca. 350-400 Eiweiß: 3 g Ballaststoffe: 2 g Fett: 22 g (mit Vollmilch) Kohlenhydrate: 35 g Zucker: Natürlich aus Himbeeren und zugesetztem Zucker WW-Punkte insgesamt: 15 pro Portion (bei Verwendung von Vollrahm und Vollmilch)

Kochzeit:

- Zubereitungszeit: 20 Minuten
- Kühlzeit: 4 Stunden
- Gesamtzeit: 4 Stunden 20 Minuten

Anweisungen:

Zubereitung der Panna Cotta: Die Gelatineblätter einige Minuten in kaltem Wasser einweichen und Sahne, Milch und Zucker in einem Topf erhitzen. Umrühren, bis sich der Zucker auflöst und die Mischung heiß, aber nicht kochend ist. Drücken Sie das überschüssige Wasser aus den Gelatineblättern aus und geben Sie sie in die heiße Sahnemischung. Umrühren, bis sie sich vollständig aufgelöst hat. Den Vanilleextrakt hinzufügen und gut verrühren. Die Mischung in 4 Serviergläser oder Auflaufformen gießen. Auf Zimmertemperatur abkühlen lassen und dann mindestens 4 Stunden oder bis zum Festwerden in den Kühlschrank stellen.

Himbeercoulis zubereiten: Die Himbeeren, den Zucker und das Wasser in einen Topf geben. Bei mittlerer Hitze unter gelegentlichem Rühren zum Köcheln bringen, bis die Himbeeren zerfallen und die Sauce leicht eindickt. Die Sauce durch ein feines Sieb abseihen, um die Kerne zu entfernen. Die Coulis abkühlen lassen und bis zur Verwendung im Kühlschrank aufbewahren.

Servieren: Sobald die Panna Cotta fest ist, vor dem Servieren mit der gekühlten Himbeercoulis garnieren.

Servieren und Aufbewahren: Dieses Rezept ist für 4 Personen geeignet. Es ist ein klassisches und elegantes Dessert, perfekt für einen besonderen Anlass. Bewahren Sie übrig gebliebene Panna Cotta und Coulis getrennt im Kühlschrank auf. Die Panna Cotta kann bis zu 2 Tage aufbewahrt werden.

Obsttorte mit hellem Vanillepudding

Zutaten:

Für die Tortenkruste:

- **Weizenvollkornmehl**: 250 ml (WW-Punkte: ca. 9)
- **Mandelmehl**: 60 gr (WW-Punkte: ca. 4)
- **Ungesalzene Butter, gekühlt und gewürfelt**: 55 gr (WW-Punkte: ca. 8)
- **Kaltes Wasser**: 2-3 Esslöffel (WW-Punkte: 0)
- **Salz**: Eine Prise (WW-Punkte: 0)

Für den hellen Vanillepudding:

- **Magermilch**: 250 ml (WW-Punkte: 3)
- **Eigelb**: 2 (WW-Punkte: 0)
- **Speisestärke**: 1 Esslöffel (WW-Punkte: 1)
- **Honig oder ein Zuckerersatz**: 2 Esslöffel (WW-Punkte variieren je nach Süßungsmittel)
- **Vanilleextrakt**: 1 Teelöffel (WW-Punkte: 0)

Für den Belag:

- **Gemischte frische Früchte**: z. B. Beeren, Kiwi und in Scheiben geschnittene Pfirsiche (WW-Punkte: 0)

Nährwertangaben (pro Portion, Rezept für 8 Personen):

Kalorien: Ca. 150-170 Fett: 7 g Kohlenhydrate: 20 g Ballaststoffe: 3 g Eiweiß: 4 g Zucker: 6 g (variiert je nach Obst und Süßungsmittel) WW-Punkte insgesamt: 4-5 pro Portion (variiert je nach Süßungsmittel)

Kochzeit:

- Zubereitungszeit: 30 Minuten
- Zubereitungszeit: 20 Minuten + Kühlzeit: 1 Stunde
- Gesamtzeit: 1 Stunde 50 Minuten

Anweisungen:

Zubereitung der Tortenkruste: Den Backofen auf 190°C (375°F) vorheizen. Weizenvollkornmehl, Mandelmehl und eine Prise Salz in einer Schüssel mischen. Fügen Sie die gekühlte, gewürfelte ungesalzene Butter hinzu. Mit einem Teigschneider oder den Fingern die Butter in das Mehl einarbeiten, bis die Mischung groben Krümeln ähnelt. Nach und nach kaltes Wasser hinzugeben und rühren, bis der Teig gerade so zusammenhält. Drücken Sie den Teig in eine Tarteform mit herausnehmbarem Boden. Den Boden mit einer Gabel einstechen. 20 Minuten backen oder bis er goldgelb ist. Vollständig abkühlen lassen.

Leichten Vanillepudding zubereiten: In einem Topf Magermilch erhitzen, bis sie warm, aber nicht kochend ist. Eigelb, Speisestärke und Honig (oder Zuckerersatz) in einer Schüssel verquirlen. Nach und nach die warme Milch einrühren. Die Mischung zurück in den Topf geben und bei mittlerer Hitze unter ständigem Rühren kochen, bis sie eindickt. Vom Herd nehmen und den Vanilleextrakt einrühren. Mit Frischhaltefolie abdecken und diese direkt auf die Oberfläche des Puddings legen, damit sich keine Haut bildet. Im Kühlschrank abkühlen lassen.

Zusammensetzen der Obsttorte: Sobald der Pudding und die Kruste abgekühlt sind, den Pudding gleichmäßig auf der Kruste verteilen. Die gemischten frischen Früchte in einem dekorativen Muster auf der Creme anordnen.

Servieren: Die fertige Obsttorte vor dem Servieren mindestens 30 Minuten lang im Kühlschrank kühlen. Als erfrischende und elegante Nachspeise servieren.

Vorschläge zum Servieren: Ideal für einen besonderen Anlass oder als Wochenendvergnügen, passt gut zu einer Tasse Tee oder einem leichten Dessertwein.

Karotten-Walnuss-Muffins

Zutaten:

- Weizenvollkornmehl: 370 ml (WW-Punkte: 17)
- Backpulver: 1 Teelöffel (WW-Punkte: 0)
- Backnatron: ½ Teelöffel (WW-Punkte: 0)
- Gemahlener Zimt: 1 Teelöffel (WW-Punkte: 0)
- Muskatnuss: ¼ Teelöffel (WW-Punkte: 0)
- Salz: ¼ Teelöffel (WW-Punkte: 0)
- Möhren, gerieben: 370 ml (WW Punkte: 0)
- Brauner Zucker: 170 gr (WW-Punkte: 16)
- Eier: 2 (WW-Punkte: 0)
- Pflanzenöl: 120 gr (WW-Punkte: 18)
- Vanilleextrakt: 1 Teelöffel (WW-Punkte: 0)
- Walnüsse, gehackt: 120 gr (WW-Punkte: 7)
- Optional: Rosinen oder goldene Rosinen: 120 gr (WW-Punkte: 8)

Nährwertangaben (pro Portion, Rezept ergibt 12 Muffins):

Kalorien: Ca. 200-250 Eiweiß: 3 g Ballaststoffe: 2 g Fett: 12 g Kohlenhydrate: 25 g Zucker: Natürlicher und zugesetzter Zucker WW-Punkte insgesamt: 5 pro Muffin (ohne optionale Rosinen)

Kochzeit:

- Zubereitungszeit: 15 Minuten
- Zubereitungszeit: 20-25 Minuten
- Gesamtzeit: 35-40 Minuten

Anweisungen:

Den Teig vorbereiten: Heizen Sie den Ofen auf 175°C (350°F) vor. In einer großen Schüssel Weizenvollkornmehl, Backpulver, Natron, Zimt, Muskatnuss und Salz vermischen. In einer separaten Schüssel die geriebenen Karotten, braunen Zucker, Eier, Pflanzenöl und Vanilleextrakt vermischen. Die feuchten Zutaten zu den trockenen Zutaten geben und umrühren, bis alles gut vermischt ist.

Die Muffins backen: Verteilen Sie den Teig gleichmäßig auf die Muffinförmchen und füllen Sie jedes zu etwa zwei Dritteln. Im vorgeheizten Backofen 20-25 Minuten backen, oder bis ein Zahnstocher in der Mitte eines Muffins sauber herauskommt.

Servieren: Lassen Sie die Muffins einige Minuten in der Form abkühlen und geben Sie sie dann zum vollständigen Abkühlen auf ein Gitterrost.

Servieren und Aufbewahren: Dieses Rezept ergibt 12 Muffins. Sie sind perfekt für ein schnelles Frühstück, einen Snack oder eine gesunde Leckerei. Bewahren Sie übrig gebliebene Muffins in einem luftdichten Behälter bei Raumtemperatur bis zu 3 Tage auf oder kühlen Sie sie bis zu einer Woche.

Tipps zum Anpassen: Tauschen Sie die Hälfte des Öls gegen ungesüßtes Apfelmus aus, um eine fettärmere Variante zu erhalten (WW-Punkte entsprechend anpassen). Fügen Sie eine Frischkäseglasur hinzu, um den Gaumen zu verwöhnen (passen Sie die WW-Punkte entsprechend an). Fügen Sie Leinsamen oder Chiasamen für zusätzliche Nährstoffe hinzu (passen Sie die WW-Punkte entsprechend an).

Diese Karotten-Walnuss-Muffins sind eine schmackhafte, nahrhafte und Weight Watchers-freundliche Option. Sie vereinen die Vorzüge von Vollkornweizen, Karotten und Walnüssen und bieten eine köstliche Balance von Geschmack und Konsistenz.

Bananeneis mit Schokoladenchips

Zutaten:

- **Reife Bananen**: 3 mittelgroße, in Scheiben geschnitten und gefroren (WW-Punkte: 0)
- **Dunkle Schokoladensplitter**: 60 gr (WW-Punkte: ca. 6)
- **Mandelmilch, ungesüßt**: 1-2 Esslöffel (je nach Bedarf zum Pürieren) (WW-Punkte: 0)
- **Vanilleextrakt**: 1/2 Teelöffel (WW-Punkte: 0)
- **Optionale Zusätze**: Eine Prise Zimt oder Muskatnuss (WW-Punkte: 0)

Nährwertangaben (pro Portion, Rezept für 3 Personen):

Kalorien: Ca. 150-180 Fett: 4 g Kohlenhydrate: 32 g Ballaststoffe: 4 g Eiweiß: 2 g Zucker: 18 g (natürlicher Zucker aus Banane und Schokoladenstückchen) WW-Punkte insgesamt: 2 pro Portion

Zubereitungszeit:

- Gesamtzeit: 10 Minuten (plus Gefrierzeit für Bananen)

Anweisungen:

Vor dem Einfrieren der Bananen: Schneiden Sie die reifen Bananen in Stücke und legen Sie sie in einen gefriersicheren Beutel. Die Bananenscheiben mindestens 2 Stunden lang einfrieren, oder bis sie vollständig gefroren sind.

Das Bananeneis zubereiten: Die gefrorenen Bananenscheiben in eine Küchenmaschine oder einen leistungsstarken Mixer geben. Einen Schuss ungesüßte Mandelmilch und den Vanilleextrakt hinzugeben. Die Mandelmilch trägt dazu bei, dass die Bananen gut vermengt werden. Pürieren, bis die Mischung eine cremige, glatte Konsistenz hat. Bei Bedarf die Seiten abkratzen. Sobald die Bananen ganz glatt sind, die Zartbitterschokoladenstückchen hinzufügen und einige Male pulsieren, um sie in die Eiscreme zu mischen.

Optionale Zusätze: Falls gewünscht, eine Prise Zimt oder Muskatnuss für zusätzlichen Geschmack hinzufügen. Mit dem Mixer einarbeiten.

Servieren: Servieren Sie das Bananeneis sofort, wenn Sie eine weiche Konsistenz wünschen. Für eine festere Konsistenz das Eis in einen gefriersicheren Behälter füllen und weitere 1-2 Stunden einfrieren.

Serviervorschläge: Genießen Sie dieses Bananeneis mit Schokoladenchips als gesunde Alternative zu herkömmlichem Eis. Nach Belieben mit weiteren frischen Bananenscheiben oder zusätzlichen Schokosplittern garnieren.

Tipps zur Anpassung:

- **Nussbutter-Strudel**: Für einen cremigen, nussigen Geschmack einen Esslöffel Erdnuss- oder Mandelbutter hinzufügen (WW-Punkte entsprechend anpassen).
- **Beeren-Explosion**: Mischen Sie eine Handvoll frischer oder gefrorener Beeren für eine fruchtige Abwechslung hinein.
- **Proteinschub**: Mischen Sie einen Messlöffel Ihres bevorzugten Proteinpulvers für zusätzliche Nährstoffe unter (passen Sie die WW-Punkte entsprechend an).

Leichtes Tiramisu mit Mascarpone und Kaffee

Zutaten:

- Ladyfingers: 24 Kekse (WW-Punkte: 12)
- Mascarpone-Käse, leicht: 250 ml (WW-Punkte: 9)
- Griechischer Joghurt, fettfrei: 250 ml (WW-Punkte: 0)
- Puderzucker: 120 gr (WW-Punkte: 8)
- Stark gebrühter Kaffee, gekühlt: 250 ml (WW-Punkte: 0)
- Ungesüßtes Kakaopulver: Zum Bestäuben (WW-Punkte: 0)
- Vanilleextrakt: 1 Teelöffel (WW-Punkte: 0)
- Eiweiß: 2 (WW-Punkte: 0)
- Optional: Zartbitterschokoladenraspeln zum Garnieren (WW-Punkte: variieren je nach Menge)

Nährwertangaben (pro Portion, Rezept ergibt 8 Portionen):

Kalorien: Ca. 200-250 Eiweiß: 6 g Ballaststoffe: 0 g Fett: 8 g Kohlenhydrate: 30 g Zucker: Natürlicher und zugesetzter Zucker WW-Punkte insgesamt: 4 pro Portion

Kochzeit:

- Zubereitungszeit: 20 Minuten
- Kühlzeit: 4 Stunden
- Gesamtzeit: 4 Stunden 20 Minuten

Anweisungen:

Die Mascarpone-Mischung vorbereiten: In einer Schüssel den hellen Mascarpone-Käse, den griechischen Joghurt, den Puderzucker und den Vanilleextrakt vermischen. Mischen, bis die Masse glatt und cremig ist. In einer anderen Schüssel das Eiweiß zu steifem Eischnee schlagen. Den Eischnee vorsichtig unter die Mascarponemischung heben, damit sie leicht und luftig bleibt.

Das Tiramisu zusammensetzen: Tauchen Sie jeden Löffelbiskuit schnell in den gebrühten Kaffee, so dass er feucht, aber nicht matschig ist. Eine Schicht Löffelbiskuits in Kaffee getaucht auf dem Boden einer Servierplatte anrichten. Die Hälfte der Mascarponemischung auf den Löffelbiskuits verteilen. Mit einer weiteren Schicht Löffelbiskuits und der restlichen Mascarponemischung wiederholen. Die oberste Schicht großzügig mit ungesüßtem Kakaopulver bestreuen. Eventuell mit dunklen Schokoladenraspeln garnieren.

Kühlen: Das Tiramisu abdecken und mindestens 4 Stunden oder bis zum Festwerden in den Kühlschrank stellen.

Servieren: Servieren Sie das leichte Tiramisu gekühlt, in hübsche Quadrate oder Scheiben geschnitten.

Servieren und Aufbewahren: Dieses Rezept ist für 8 Personen geeignet. Es ist ein perfektes Dessert für Versammlungen oder eine leichtere Alternative zum traditionellen Tiramisu. Reste können abgedeckt bis zu 2 Tage im Kühlschrank aufbewahrt werden.

Tipps zum Anpassen: Ersetzen Sie den Kaffee durch einen Likör mit Kaffeegeschmack für eine erwachsene Version (passen Sie die WW-Punkte entsprechend an). Fügen Sie eine Schicht geschnittener Erdbeeren oder Himbeeren für eine fruchtige Note hinzu (passen Sie die WW-Punkte entsprechend an). Für eine koffeinfreie Version verwenden Sie entkoffeinierten Kaffee oder eine Milch mit Schokoladengeschmack (WW-Punkte entsprechend anpassen).

Leichter Käsekuchen mit Beeren

Zutaten:

Für die Kruste:

- **Graham-Kekse**: 250 ml, zerkleinert (WW-Punkte: ca. 5)
- **Ungesalzene Butter, geschmolzen**: 2 Esslöffel (WW-Punkte: ca. 5)
- **Granulierter Zuckerersatz**: 1 Esslöffel (WW-Punkte: 0)

Für die Cheesecake-Füllung:

- **Leichter Frischkäse**: 8 Unzen (WW-Punkte: ca. 6)
- **Griechischer Joghurt, fettfrei**: 250 ml (WW-Punkte: 0)
- **Ei**: 1 großes (WW-Punkte: 0)
- **Vanilleextrakt**: 1 Teelöffel (WW-Punkte: 0)
- **Granulierter Zuckerersatz**: 1/500 ml (WW-Punkte: 0)
- **Zitronenschalen**: 1 Teelöffel (WW-Punkte: 0)

Für den Beerenbelag:

- **Gemischte frische Beeren (Erdbeeren, Heidelbeeren, Himbeeren)**: 500 mln (WW-Punkte: 0)
- **Honig oder ein Zuckerersatz**: 1 Esslöffel (optional, WW-Punkte variieren)

Nährwertangaben (pro Portion, Rezept für 8 Personen):

Kalorien: Ca. 120-150 Fett: 6 g Kohlenhydrate: 15 g Ballaststoffe: 1 g Eiweiß: 7 g Zucker: 5 g (natürlicher Zucker aus Beeren und Süßungsmitteln) WW-Punkte insgesamt: 2-3 pro Portion (variiert je nach Süßungsmitteln und Belag)

Kochzeit:

- Zubereitungszeit: 20 Minuten
- Zubereitungszeit: 40 Minuten
- Gesamtzeit: 5 Stunden (4 Stunden Kühlzeit)

Anweisungen:

Die Kruste vorbereiten: Heizen Sie den Ofen auf 175°C (350°F) vor. Zerkleinerte Graham-Cracker, geschmolzene ungesalzene Butter und einen Esslöffel Zuckerersatz in einer Rührschüssel vermischen. Drücken Sie die Mischung in den Boden einer 9-Zoll-Springform, um eine Kruste zu bilden. 8-10 Minuten backen, bis der Teig fest ist. Aus dem Ofen nehmen und abkühlen lassen.

Die Cheesecake-Füllung herstellen: In einer großen Schüssel den hellen Frischkäse glatt rühren. Den fettfreien griechischen Joghurt, das Ei, den Vanilleextrakt, 1/500 ml Zuckerersatz und die Zitronenschale hinzufügen. So lange schlagen, bis die Mischung cremig ist. Die Käsekuchenfüllung über die abgekühlte Kruste gießen und die Oberfläche mit einem Spatel glatt streichen.

Den Käsekuchen backen: Im vorgeheizten Ofen 30-35 Minuten backen, oder bis die Ränder fest sind, aber die Mitte noch leicht wackelt. Den Ofen ausschalten und den Käsekuchen bei geschlossener Tür weitere 10 Minuten im Ofen lassen. Nehmen Sie den Käsekuchen aus dem Ofen und lassen Sie ihn auf Zimmertemperatur abkühlen. Dann für mindestens 4 Stunden oder über Nacht in den Kühlschrank stellen.

Den Beerenbelag zubereiten: Frische Beeren mit einem Esslöffel Honig oder Zuckerersatz mischen, falls gewünscht. Die Beeren bis zum Servieren kühl stellen.

Ricotta-Zitronenkuchen

Zutaten:

- Weizenvollkornmehl: 370 ml (WW-Punkte: 17)
- Ricotta-Käse, teilentrahmt: 250 ml (WW-Punkte: 9)
- Kristallzucker: 170 gr (WW-Punkte: 16)
- Eier: 3 (WW-Punkte: 0)
- Ungesalzene Butter, erweicht: 120 gr (WW-Punkte: 22)
- Zitronenschalen: Von 2 Zitronen (WW-Punkte: 0)
- Zitronensaft: 3 Esslöffel (WW-Punkte: 0)
- Backpulver: 1 Teelöffel (WW-Punkte: 0)
- Vanilleextrakt: 1 Teelöffel (WW-Punkte: 0)
- Salz: Eine Prise (WW-Punkte: 0)

Nährwertangaben (pro Portion, Rezept ergibt 12 Portionen):

Kalorien: Ca. 200-250 Eiweiß: 6 g Ballaststoffe: 2 g Fett: 10 g Kohlenhydrate: 25 g Zucker: Natürlicher und zugesetzter Zucker WW-Punkte insgesamt: 5 pro Portion

Kochzeit:

- Zubereitungszeit: 15 Minuten
- Zubereitungszeit: 30-35 Minuten
- Gesamtzeit: 45-50 Minuten

Anweisungen:

Den Teig vorbereiten: Den Ofen auf 175°C (350°F) vorheizen. Eine runde 9-Zoll-Kuchenform einfetten und bemehlen. In einer Schüssel die weiche Butter und den Kristallzucker hell und schaumig schlagen. Die Eier einzeln unterrühren, dann den Ricottakäse, die Zitronenschale, den Zitronensaft und den Vanilleextrakt einrühren. In einer anderen Schüssel das Weizenvollkornmehl, das Backpulver und das Salz verquirlen. Die trockenen Zutaten nach und nach zu den feuchten Zutaten geben und verrühren, bis alles gut vermischt ist.

Backen des Kuchens: Den Teig in die vorbereitete Kuchenform füllen und die Oberfläche mit einem Spatel glatt streichen. Im vorgeheizten Backofen 30-35 Minuten backen, oder bis ein Zahnstocher in der Mitte des Kuchens sauber herauskommt. Lassen Sie den Kuchen 10 Minuten in der Form abkühlen und stürzen Sie ihn dann zum vollständigen Abkühlen auf ein Drahtgitter.

Servieren: Servieren Sie den Ricotta-Zitronen-Kuchen so, wie er ist, oder bestäuben Sie ihn mit Puderzucker, um ihn zu süßen.

Servieren und Aufbewahren: Dieses Rezept ergibt 12 Portionen, ideal für eine große Gruppe oder zum Genießen während der Woche. Bewahren Sie den Kuchen in einem luftdichten Behälter bei Raumtemperatur bis zu 2 Tage auf oder kühlen Sie ihn bis zu 5 Tage.

Tipps zum Anpassen: Für eine fruchtige Variante eine Handvoll frischer Blaubeeren oder Himbeeren in den Teig geben (WW-Punkte entsprechend anpassen). Für eine Glasur Puderzucker mit etwas mehr Zitronensaft mischen und über den abgekühlten Kuchen träufeln (WW-Punkte entsprechend anpassen). Ersetzen Sie einen Teil des Zuckers durch einen Zuckeraustauschstoff, um die WW-Punkte zu senken (passen Sie die Maße entsprechend den Richtlinien für den Ersatzstoff an).

Dinkel-Mandel-Kekse

Zutaten:

- **Dinkel-Vollkornmehl**: 370 ml (WW-Punkte: ca. 14)
- **Gemahlene Mandeln (Mandelmehl)**: 250 ml (WW-Punkte: ca. 12)
- **Backpulver**: 1 Teelöffel (WW-Punkte: 0)
- **Salz**: ½ Teelöffel (WW-Punkte: 0)
- **Ungesalzene Butter, erweicht**: 120 gr (WW-Punkte: 16)
- **Granulierter Zuckerersatz**: 170 gr (WW-Punkte: 0)
- **Ei**: 1 großes (WW-Punkte: 0)
- **Vanilleextrakt**: 1 Teelöffel (WW-Punkte: 0)
- **Mandelextrakt**: ½ Teelöffel (optional) (WW Punkte: 0)

Nährwertangaben (pro Keks, Rezept ergibt etwa 20 Kekse):

Kalorien: Ca. 120-140 Fett: 7 g Kohlenhydrate: 12 g Ballaststoffe: 2 g Eiweiß: 3 g Zucker: 0 g (aus Zuckerersatz) WW-Punkte insgesamt: 2 pro Keks

Kochzeit:

- Zubereitungszeit: 15 Minuten
- Zubereitungszeit: 12-15 Minuten
- Gesamtzeit: 27-30 Minuten

Anweisungen:

Den Teig vorbereiten: Heizen Sie den Ofen auf 175°C (350°F) vor. Ein Backblech mit Pergamentpapier auslegen. In einer mittelgroßen Schüssel Dinkelmehl, gemahlene Mandeln, Backpulver und Salz verquirlen. Beiseite stellen. In einer großen Schüssel die weiche, ungesalzene Butter und den Kristallzucker glatt rühren. Das Ei und den Vanilleextrakt einrühren. Gegebenenfalls Mandelextrakt hinzugeben. Nach und nach die trockenen Zutaten einrühren, bis alles gut vermischt ist.

Kekse formen und backen: Esslöffelgroße Portionen des Teigs abnehmen und zu Kugeln rollen. Die Teigkugeln auf das vorbereitete Backblech legen, mit einem Abstand von ca. 5 cm zueinander. Drücken Sie jede Kugel mit den Fingern oder der Rückseite eines Löffels leicht flach. Im vorgeheizten Backofen 12-15 Minuten backen, bis die Ränder leicht golden sind. Aus dem Ofen nehmen und die Kekse 5 Minuten lang auf dem Backblech abkühlen lassen, bevor sie auf einem Gitterrost vollständig abkühlen.

Verzehrempfehlung: Genießen Sie diese Dinkel-Mandel-Kekse als gesunde Zwischenmahlzeit oder als gesundes Dessert. Kombinieren Sie sie mit einem Glas Mandelmilch oder Ihrem Lieblingskräutertee.

Tipps zur Anpassung:

- **Variante mit Schokolade**: Mischen Sie Zartbitterschokoladenstückchen unter oder tauchen Sie die Hälfte jedes Kekses in geschmolzene Zartbitterschokolade für zusätzliche Dekadenz (WW-Punkte entsprechend anpassen).
- **Nussige Zusätze**: Gehackte Walnüsse oder Pekannüsse für zusätzliche Knackigkeit und Geschmack einrühren (WW-Punkte entsprechend anpassen).
- **Nachwürzen**: Fügen Sie einen Teelöffel Zimt oder Muskatnuss für einen würzigen Geschmack hinzu.

Streusel aus Birnen und Blaubeeren

Zutaten:

- Birnen, geschält und in Scheiben geschnitten: 4 mittelgroße (WW-Punkte: 0)
- Heidelbeeren: 250 ml (WW-Punkte: 0)
- Zitronensaft: 1 Esslöffel (WW-Punkte: 0)
- Brauner Zucker: 60 gr (für die Fruchtmischung) (WW-Punkte: 8)
- Weizenvollkornmehl: 170 gr (für den Streuselbelag) (WW-Punkte: 9)
- Haferflocken: 120 gr (für den Streuselbelag) (WW-Punkte: 5)
- Zimt: 1 Teelöffel (für den Streuselkuchen) (WW-Punkte: 0)
- Muskatnuss: ¼ Teelöffel (für den Streuselkuchen) (WW-Punkte: 0)
- Ungesalzene Butter, kalt und gewürfelt: 60 gr (für den Streuselkuchen) (WW-Punkte: 22)
- Optional: Honig oder Ahornsirup für zusätzliche Süße (WW-Punkte entsprechend anpassen)

Nährwertangaben (pro Portion, Rezept ergibt 6 Portionen):

Kalorien: Ca. 200-250 Eiweiß: 3 g Ballaststoffe: 4 g Fett: 8 g Kohlenhydrate: 35 g Zucker: Natürlicher Zucker aus Früchten und zugesetzter brauner Zucker WW-Punkte insgesamt: 7 pro Portion

Kochzeit:

- Zubereitungszeit: 15 Minuten
- Zubereitungszeit: 25-30 Minuten
- Gesamtzeit: 40-45 Minuten

Anweisungen:

Die Fruchtmischung vorbereiten: Den Backofen auf 190°C (375°F) vorheizen. In einer großen Schüssel die in Scheiben geschnittenen Birnen und Blaubeeren mischen. Zitronensaft und 60 gr braunen Zucker zu den Früchten geben. Durchschwenken, um es gleichmäßig zu beschichten. Die Obstmischung in eine gefettete Auflaufform geben.

Den Streuselbelag herstellen: In einer separaten Schüssel das Weizenvollkornmehl, die Haferflocken, den Zimt und die Muskatnuss vermischen. Die kalte, gewürfelte Butter zu der Mehlmischung geben. Mit den Fingern oder einem Teigschneider die Butter in die trockenen Zutaten einarbeiten, bis die Mischung groben Krümeln ähnelt.

Zusammensetzen der Streusel: Den Streuselbelag gleichmäßig über die Obstmischung in der Auflaufform streuen.

Den Crumble backen: Im vorgeheizten Backofen 25-30 Minuten backen, bis der Belag goldbraun und die Früchte sprudelnd sind.

Servieren: Servieren Sie den Birnen-Blaubeer-Streuselkuchen warm. Man kann sie pur genießen oder mit einem Klecks fettarmen Joghurt oder leichter Schlagsahne garnieren (WW-Punkte entsprechend anpassen).

Servieren und Aufbewahren: Dieses Rezept ergibt 6 Portionen, perfekt für ein Familien-Dessert oder ein Treffen. Reste in einem luftdichten Behälter im Kühlschrank bis zu 3 Tage aufbewahren.

Tipps zum Anpassen: Geben Sie einen Teelöffel Vanilleextrakt in die Fruchtmischung, um den Geschmack zu verstärken. Mischen Sie eine Handvoll gehackter Nüsse, wie Mandeln oder Walnüsse, in den Crumble-Belag für zusätzliche Knusprigkeit (passen Sie die WW-Punkte entsprechend an). Ersetzen Sie die Birnen durch Äpfel oder Pfirsiche, um einen anderen Fruchtgeschmack zu erzielen.

Dieser Birnen-Blaubeer-Streuselkuchen ist ein köstliches, Weight Watchers-freundliches Dessert, das süße, saftige Früchte mit einem knusprigen, gesunden Belag kombiniert.

Haferflocken-Honig-Kekse

Zutaten:

- **Herkömmliche Haferflocken**: 370 ml (WW-Punkte: ca. 9)
- **Weizenvollkornmehl**: 250 ml (WW-Punkte: ca. 9)
- **Natriumbikarbonat**: 1 Teelöffel (WW-Punkte: 0)
- **Zimt**: 1 Teelöffel (WW-Punkte: 0)
- **Salz**: ½ Teelöffel (WW-Punkte: 0)
- **Ungesalzene Butter, erweicht**: 120 gr (WW-Punkte: 16)
- **Honig**: 120 gr (WW-Punkte: ca. 11)
- **Brauner Zuckerersatz**: 60 gr (WW Punkte: 0)
- **Ei**: 1 großes (WW-Punkte: 0)
- **Vanilleextrakt**: 1 Teelöffel (WW-Punkte: 0)
- **Optionale Zugaben**: Rosinen oder gehackte Nüsse (WW-Punkte variieren)

Nährwertangaben (pro Keks, Rezept ergibt etwa 24 Kekse):

Kalorien: Ca. 110-130 Fett: 5 g Kohlenhydrate: 15 g Ballaststoffe: 2 g Eiweiß: 2 g Zucker: 6 g (aus Honig) WW-Punkte insgesamt: 2-3 pro Keks (variiert mit optionalen Zusätzen)

Kochzeit:

- Zubereitungszeit: 15 Minuten
- Zubereitungszeit: 10-12 Minuten
- Gesamtzeit: 25-27 Minuten

Anweisungen:

Den Teig vorbereiten: Heizen Sie den Ofen auf 175°C (350°F) vor. Ein Backblech mit Pergamentpapier auslegen. In einer mittelgroßen Schüssel Haferflocken, Weizenvollkornmehl, Backpulver, Zimt und Salz vermischen. In einer anderen großen Schüssel die weiche, ungesalzene Butter, den Honig und den braunen Zuckerersatz verrühren. Das Ei und den Vanilleextrakt einrühren, bis alles gut vermischt ist. Nach und nach die trockene Hafermischung zu den feuchten Zutaten geben und verrühren, bis alles gut vermischt ist. Falls gewünscht, optionale Zutaten wie Rosinen oder gehackte Nüsse unterheben.

Kekse formen und backen: Esslöffelgroße Portionen des Teigs auf das vorbereitete Backblech geben, mit einem Abstand von etwa 5 cm. Den Teig mit der Rückseite eines Löffels oder mit den Fingern leicht flach drücken. Im vorgeheizten Ofen 10-12 Minuten backen, oder bis die Kekse an den Rändern goldbraun sind. Aus dem Ofen nehmen und die Kekse einige Minuten auf dem Backblech abkühlen lassen, bevor sie auf einem Gitterrost vollständig abkühlen.

Verzehrempfehlung: Genießen Sie diese Haferflocken-Honig-Kekse als gemütliche Zwischenmahlzeit oder als gesunde Leckerei. Kombinieren Sie sie mit einer Tasse Tee oder einem Glas Milch für eine sättigende Kombination.

Tipps zur Anpassung:

- **Schokoladenchips**: Für eine süßere Variante eine Handvoll Zartbitterschokoladenchips hinzufügen (WW-Punkte entsprechend anpassen).
- **Gewürzvariationen**: Experimentieren Sie mit Muskatnuss, Ingwer oder Piment für verschiedene Geschmacksrichtungen.
- **Zitrusschalen**: Fügen Sie einen Teelöffel Zitronen- oder Orangenschale für eine erfrischende Abwechslung hinzu.

Mousse au Chocolat und Avocado

Zutaten:

- **Reife Avocados**: 2 mittelgroße (WW-Punkte: ca. 8)
- **Ungesüßtes Kakaopulver**: 60 gr (WW-Punkte: 1)
- **Ahornsirup oder Honig**: 3 Esslöffel (WW-Punkte: ca. 6)
- **Mandelmilch, ungesüßt**: 50 gr (WW-Punkte: 1)
- **Vanilleextrakt**: 1 Teelöffel (WW-Punkte: 0)
- **Eine Prise Salz** (WW-Punkte: 0)
- **Optionaler Belag**: Frische Beeren, Minzblätter oder Kokosraspeln (WW-Punkte: 0-1)

Nährwertangaben (pro Portion, Rezept für 4 Personen):

Kalorien: Ungefähr 200Fett: 15 gKohlenhydrate: 20 gBallaststoffe: 7 gProtein: 3 gZucker: 8 gGesamt-WW-Punkte: 4 pro Portion (variiert leicht mit optionalen Belägen)

Zubereitungszeit:

- Gesamtzeit: 10 Minuten (plus Abkühlzeit)

Anweisungen:

Die Mousse-Basis herstellen: Die Avocados halbieren, den Kern entfernen und das Fruchtfleisch in einem Mixer oder einer Küchenmaschine aushöhlen. Ungesüßtes Kakaopulver, Ahornsirup (oder Honig), ungesüßte Mandelmilch, Vanilleextrakt und eine Prise Salz in den Mixer geben. Die Mischung mixen, bis sie völlig glatt und cremig ist. Bei Bedarf anhalten und die Seiten abkratzen, um sicherzustellen, dass alles gut vermischt ist.

Die Mousse kühlen: Die Mousse in eine Schüssel oder einzelne Servierschalen füllen. Um den besten Geschmack und die beste Konsistenz zu erzielen, die Mousse mindestens 1 Stunde lang zugedeckt im Kühlschrank aufbewahren oder bis sie abgekühlt ist.

Servieren: Servieren Sie die gekühlte Schokoladen-Avocado-Mousse in einzelnen Schalen oder Gläsern. Mit frischen Beeren, Minzblättern oder Kokosraspeln garnieren, um den Geschmack zu verfeinern und eine dekorative Note zu erhalten.

Tipps zur Anpassung:

- **Anpassung der Süße**: Passen Sie die Süße nach Ihrem Geschmack an, indem Sie mehr oder weniger Ahornsirup oder Honig hinzufügen.
- **Variationen der Textur**: Für eine leichtere Textur schlagen Sie die Mousse nach dem Mixen mit einem Handmixer auf.
- **Geschmackszusätze**: Für ein anderes Geschmacksprofil können Sie eine Prise Zimt oder ein paar Tropfen Mandelextrakt hinzufügen.

Diese Schokoladen-Avocado-Mousse ist ein cremiges, reichhaltiges und gesundes Dessert, das perfekt in das Weight Watchers-Programm passt. Es ist eine schuldfreie Leckerei, die den Heißhunger auf Schokolade stillt und gleichzeitig die ernährungsphysiologischen Vorteile der Avocado bietet. Genießen Sie dieses einfache, aber luxuriöse Dessert, das Sie sicher beeindrucken wird!

Aprikosen-Mandel-Softcake

Zutaten:

- Getrocknete Aprikosen, zerkleinert: 250 ml (WW-Punkte: 0)
- Mandelmehl: 370 ml (WW-Punkte: 19)
- Weizenvollkornmehl: 120 gr (WW-Punkte: 6)
- Backpulver: 1 Teelöffel (WW-Punkte: 0)
- Salz: ½ Teelöffel (WW-Punkte: 0)
- Eier: 3 (WW-Punkte: 0)
- Kristallzucker: 170 gr (WW-Punkte: 16)
- Ungesüßtes Apfelmus: 120 gr (WW-Punkte: 0)
- Vanilleextrakt: 1 Teelöffel (WW-Punkte: 0)
- Mandelextrakt: ½ Teelöffel (WW-Punkte: 0)
- Mandelsplitter zum Bestreuen: 2 Esslöffel (WW-Punkte: 2)

Nährwertangaben (pro Portion, Rezept ergibt 12 Portionen):

Kalorien: Ca. 200-250 Eiweiß: 6 g Ballaststoffe: 3 g Fett: 10 g Kohlenhydrate: 25 g Zucker: Natürlicher und zugesetzter Zucker WW-Punkte insgesamt: 4 pro Portion

Kochzeit:

- Zubereitungszeit: 15 Minuten
- Zubereitungszeit: 25-30 Minuten
- Gesamtzeit: 40-45 Minuten

Anweisungen:

Den Teig vorbereiten: Den Ofen auf 175°C (350°F) vorheizen. Eine runde 8-Zoll-Kuchenform einfetten und bemehlen. In einer Schüssel Mandelmehl, Weizenvollkornmehl, Backpulver und Salz vermischen. In einer anderen Schüssel Eier, Kristallzucker, ungesüßtes Apfelmus, Vanilleextrakt und Mandelextrakt verquirlen, bis alles gut vermischt ist. Die trockenen Zutaten nach und nach in die feuchte Mischung einrühren, bis alles gut vermischt ist. Die gehackten getrockneten Aprikosen unterheben.

Backen des Kuchens: Den Teig in die vorbereitete Kuchenform gießen. Die Mandelsplitter über den Teig streuen. Im vorgeheizten Backofen 25-30 Minuten backen, oder bis ein Zahnstocher in der Mitte des Kuchens sauber herauskommt.

Servieren: Den Kuchen 10 Minuten lang in der Form abkühlen lassen, dann auf ein Gitterrost stellen und vollständig abkühlen lassen. Den Aprikosen-Mandel-Kuchen in Scheiben schneiden und servieren.

Servieren und Aufbewahren: Dieses Rezept ergibt 12 Portionen, ideal für eine große Gruppe oder zum Genießen während der Woche. Reste des Kuchens in einem luftdichten Behälter bei Raumtemperatur bis zu 3 Tage oder im Kühlschrank bis zu 5 Tage aufbewahren.

Tipps zum Anpassen: Fügen Sie eine Glasur aus Puderzucker und Zitronensaft für zusätzliche Süße hinzu (passen Sie die WW-Punkte entsprechend an). In der Aprikosensaison eine Handvoll gehackter frischer Aprikosen in den Teig geben, um ihm eine frische Note zu verleihen. Ersetzen Sie einen Teil des Zuckers durch einen Zuckeraustauschstoff, um die WW-Punkte zu senken (passen Sie die Maße entsprechend den Richtlinien für den Austauschstoff an).

Dieser weiche Aprikosen-Mandel-Kuchen ist ein köstliches, Weight Watchers-freundliches Dessert, das die Süße von Aprikosen mit dem nussigen Geschmack von Mandeln kombiniert. Es ist ein saftiger, geschmackvoller Kuchen, der perfekt für eine Teestunde oder einen besonderen Anlass ist!

Brauner Reispudding mit Vanille und Zimt

Zutaten:

- **Brauner Reis, gekocht**: 250 ml (WW-Punkte: ca. 6)
- **Magermilch**: 500 mln (WW-Punkte: 6)
- **Vanilleextrakt**: 1 Teelöffel (WW-Punkte: 0)
- **Zimt**: 1 Teelöffel (WW-Punkte: 0)
- **Granulierter Zuckerersatz**: 1/4 Tasse (WW-Punkte: 0)
- **Ei**: 1 großes, leicht geschlagenes Ei (WW-Punkte: 0)
- **Rosinen oder Trockenfrüchte** (optional): 40 gr (WW-Punkte: unterschiedlich, etwa 2-3)

Nährwertangaben (pro Portion, Rezept für 4 Personen):

Kalorien: Ungefähr 150-170Fett: 1 gKohlenhydrate: 30 gBallaststoffe: 2 gEiweiß: 6 gZucker: 5 g (natürlicher Zucker aus der Milch und optional Rosinen)WW-Punkte insgesamt: 3-4 pro Portion (variiert mit optionalen Rosinen)

Kochzeit:

- Zubereitungszeit: 10 Minuten
- Zubereitungszeit: 30 Minuten
- Gesamtzeit: 40 Minuten

Anweisungen:

Die Reismischung vorbereiten: In einem großen Topf den gekochten braunen Reis und die Magermilch vermischen. Bei mittlerer Hitze erhitzen, bis die Mischung zu köcheln beginnt. Die Hitze auf niedrige Stufe reduzieren und Vanilleextrakt, Zimt und Zuckerersatz hinzufügen. Gut umrühren. Die Mischung unter gelegentlichem Rühren etwa 20 Minuten lang köcheln lassen, bis die Milch weitgehend aufgesogen und der Reis cremig ist.

Das Ei hinzufügen: Das Ei in einer kleinen Schüssel leicht verquirlen. Nehmen Sie einen Löffel der heißen Reismischung und rühren Sie sie langsam in das geschlagene Ei, um es zu temperieren. Die Eimischung nach und nach unter ständigem Rühren zurück in den Topf gießen.

Letzte Kochschritte: Den Pudding bei schwacher Hitze weitere 10 Minuten kochen, dabei häufig umrühren. Der Pudding wird während des Kochens eindicken. Wenn Sie Rosinen oder Trockenfrüchte verwenden, rühren Sie diese in den letzten Minuten der Garzeit unter.

Servieren: Den braunen Milchreis warm servieren oder abkühlen lassen und dann in den Kühlschrank stellen, bis er abgekühlt ist. Nach Belieben mit zusätzlichem Zimt bestreuen oder mit einem Klecks fettfreier Schlagsahne garnieren.

Serviervorschläge: Genießen Sie diesen wohltuenden braunen Reispudding als gesunden Nachtisch oder als sättigendes Frühstück. Dazu passt eine Tasse Kräutertee oder ein leichter Kaffee.

Tipps zur Anpassung:

- **Obstvariationen**: Frische Beeren, in Scheiben geschnittene Bananen oder gedünstete Äpfel sorgen für zusätzlichen Geschmack und Nährwert.
- **Nussige Beläge**: Für zusätzliche Knusprigkeit gehackte Mandeln oder Walnüsse hinzufügen (WW-Punkte entsprechend anpassen).
- **Würzen Sie**: Experimentieren Sie mit Kardamom, Muskatnuss oder Ingwer für ein anderes Gewürzprofil.

Fruchtgummi mit natürlichem Saft

Zutaten:

- Natürlicher Fruchtsaft (wie Apfel, Traube oder Kirsche): 500 mln (WW-Punkte: variieren je nach Saft; normalerweise 5-6 für ungesüßten Saft)
- Gelatinepulver: 2 Esslöffel (WW-Punkte: 0)
- Frisches Obst (Erdbeeren, Blaubeeren, Kiwi usw.), zerkleinert: 500 mln (WW-Punkte: 0)
- Honig oder Agavendicksaft (optional, zum Süßen): 1 Esslöffel (WW-Punkte: 3)

Nährwertangaben (pro Portion, Rezept ergibt 4 Portionen):

Kalorien: Ca. 100-150 Eiweiß: 2 g Ballaststoffe: 1 g Fett: 0 g Kohlenhydrate: 25-30 g (hauptsächlich aus natürlichem Zucker in Saft und Früchten) Zucker: Natürlicher Zucker aus Früchten und Saft; zugesetzter Zucker bei Verwendung von Honig oder Agavendicksaft WW-Punkte insgesamt: 3 pro Portion (mit ungesüßtem Saft und Honig)

Kochzeit:

- Zubereitungszeit: 10 Minuten (plus Zeit zum Schneiden der Früchte)
- Abbindezeit: 4-6 Stunden
- Gesamtzeit: 4 Stunden 20 Minuten

Anweisungen:

Das Fruchtgelee vorbereiten: In einer kleinen Schüssel das Gelatinepulver über 120 gr kalten Fruchtsaft streuen. 5 Minuten stehen lassen, damit sie aufblüht. Die restlichen 370 ml Fruchtsaft in einem Kochtopf erhitzen, bis sie gerade warm sind. Nicht kochen. Die aufgeblähte Gelatine in den warmen Saft geben und rühren, bis die Gelatine vollständig aufgelöst ist. Falls gewünscht, Honig oder Agavendicksaft einrühren, um die Mischung zu süßen.

Das Gelee zusammenstellen: Das geschnittene frische Obst in vier Gläser oder eine Geleeform geben. Die Gelatinemischung über das Obst gießen und gleichmäßig in den Gläsern oder in der Form verteilen. Stellen Sie die Gläser oder die Form zum Festwerden in den Kühlschrank, etwa 4-6 Stunden oder bis sie fest sind.

Servieren: Servieren Sie die Fruchtgummi gekühlt. Sie kann direkt aus den Serviergläsern gegessen werden oder bei Verwendung einer Geleeform auf einen Teller gestürzt werden.

Servieren und Aufbewahren: Dieses Rezept ergibt 4 Portionen. Es ist ein leichtes und erfrischendes Dessert, perfekt für eine gesunde Mahlzeit. Bewahren Sie übrig gebliebenes Fruchtgelee im Kühlschrank auf und verbrauchen Sie es innerhalb von 2-3 Tagen.

Tipps zum Anpassen: Verwenden Sie eine Vielzahl von bunten Früchten für ein optisch ansprechendes Dessert. Für eine vegane Version ersetzen Sie Gelatine durch Agar-Agar (beachten Sie die Packungsanweisungen für die entsprechenden Mengen). Ein Spritzer Zitronen- oder Limettensaft sorgt für eine spritzige Note.

Dieses Fruchtgelee mit natürlichem Saft ist ein einfaches, leckeres und Weight Watchers-freundliches Dessert. Sie wird mit natürlichem Fruchtsaft und frischen Früchten hergestellt und bietet eine schuldfreie Möglichkeit, Ihren süßen Heißhunger zu stillen. Genießen Sie diese einfach zuzubereitende, erfrischende Leckerei, die perfekt für ein leichtes Dessert oder einen Snack ist!

Mandel-Orangen-Kuchen

Zutaten:

- **Gemahlene Mandeln (Mandelmehl)**: 500 mln (WW-Punkte: ca. 24)
- **Eier**: 3 große (WW-Punkte: 0)
- **Granulierter Zuckerersatz**: 170 gr (WW-Punkte: 0)
- **Frische Orangenschale**: Von 1 Orange (WW-Punkte: 0)
- **Frischer Orangensaft**: Von 1 Orange (etwa 1/4 Tasse) (WW-Punkte: 1)
- **Backpulver**: 1 Teelöffel (WW-Punkte: 0)
- **Salz**: Eine Prise (WW-Punkte: 0)
- **Vanilleextrakt**: 1 Teelöffel (WW-Punkte: 0)

Nährwertangaben (pro Portion, Rezept für 8 Personen):

Kalorien: Ca. 170-190 Fett: 14 g Kohlenhydrate: 8 g Ballaststoffe: 3 g Eiweiß: 7 g Zucker: 2 g (natürlicher Zucker aus der Orange) WW-Punkte insgesamt: 3-4 pro Portion

Kochzeit:

- Zubereitungszeit: 15 Minuten
- Zubereitungszeit: 30-35 Minuten
- Gesamtzeit: 45-50 Minuten

Anweisungen:

Den Kuchenteig zubereiten: Heizen Sie den Ofen auf 175°C (350°F) vor. Eine runde 8-Zoll-Kuchenform einfetten und mit Pergamentpapier auslegen. In einer großen Schüssel gemahlene Mandeln, Backpulver und eine Prise Salz vermischen. In einer separaten Schüssel die Eier mit dem Kristallzucker aufschlagen, bis sie leicht und schaumig sind. Den Vanilleextrakt, die Orangenschale und den frischen Orangensaft unterrühren. Die feuchten Zutaten nach und nach unter die Mandelmischung heben, bis alles gut vermischt ist.

Backen des Kuchens: Den Teig in die vorbereitete Kuchenform füllen und die Oberfläche mit einem Spatel glatt streichen. Im vorgeheizten Backofen 30-35 Minuten backen, oder bis ein Zahnstocher in der Mitte des Kuchens sauber herauskommt. Lassen Sie den Kuchen 10 Minuten in der Form abkühlen und stürzen Sie ihn dann zum vollständigen Abkühlen auf ein Drahtgitter.

Vorschläge zum Servieren: Servieren Sie diesen Mandel-Orangen-Kuchen als köstliches Dessert oder als besonderen Genuss zum Nachmittagstee. Mit etwas Puderzucker bestreuen oder mit Mandelscheiben und Orangenschale garnieren, um die Eleganz zu erhöhen.

Tipps zur Anpassung:

- **Variationen mit Zitrusfrüchten**: Ersetzen Sie Orange durch Zitrone oder Limette für einen anderen Zitrusgeschmack.
- **Eine Glasur hinzufügen**: Beträufeln Sie den Kuchen mit einer Glasur aus Zuckeraustauschstoff und Orangensaft für zusätzliche Süße und Feuchtigkeit (WW-Punkte entsprechend anpassen).
- **Beeren-Topping**: Mit frischen Beeren wie Himbeeren oder Erdbeeren servieren, um einen erfrischenden Kontrast zu schaffen.

Dieser Mandel-Orangen-Kuchen ist ein köstliches, leichtes und duftendes Dessert, das sich perfekt für das Weight Watchers Programm eignet. Die Kombination aus Mandeln und frischen Orangen ergibt ein köstliches Geschmacksprofil und ist damit die ideale Wahl für einen schuldfreien Genuss. Genießen Sie den reichhaltigen Geschmack von Mandeln gepaart mit der pikanten Frische von Orangen in diesem einfachen, aber eleganten Kuchen!

SCANNEN SIE DEN QR-CODE FÜR DIE ESSENSPLANUNG

www.ingramcontent.com/pod-product-compliance
Lightning Source LLC
LaVergne TN
LVHW070215080526
838202LV00067B/6824